Colouring Book

추억을 색으로 칠하다

안은진

Re;Start series ❷ 컬러링 북
: Colouring Book 추억을 색으로 칠하다

2026년 01월 26일 초판 인쇄
2026년 02월 02일 초판 발행

펴 낸 이 | 김정철
펴 낸 곳 | 아티오
지 은 이 | 안은진
기획/진행 | 김미영
마 케 팅 | 강원경
디 자 인 | 박효은
전　　화 | 031-983-4092
팩　　스 | 031-696-5780
등　　록 | 2013년 2월 22일
정　　가 | 16,000원
홈페이지 | http://www.atio.co.kr

왜 옛 추억을 되새겨야 할까요?

지금까지 쉼 없이 흘러온 세월 속에는 말로 다할 수 없는 소중한 순간들이 스며 있습니다. 엄마 품에서 느꼈던 따뜻함, 친구들과 뛰놀던 골목길, 처음 학교에 갔던 설렘, 사랑하는 사람과 만났던 그날들. 그 모든 기억이 모여 지금의 우리를 만들어왔습니다.

이 컬러링 북은 그 시절의 풍경들을 천천히 색칠하며 잊고 있던 추억을 하나씩 되살리는 시간이 될 것입니다.

누군가를 위한 그림이기 전에, 스스로에게 선물하는 따뜻한 회상입니다. 내가 어떤 시절을 살아왔는지, 무엇을 소중히 여기고 무엇을 그리워하는지를 색연필 한 자루로 천천히 떠 올려보는 일, 그것이 바로 삶을 되돌아보고, 마음을 어루만지는 첫걸음입니다. 시간은 흘러가지만, 색칠된 추억은 그 순간들을 다시 생생하게 되살려줍니다.

이 책에 색을 입히는 동안, 그 누구도 대신할 수 없는 나만의 기억을 조금씩 꺼내어 되새겨보시길 바랍니다. 각 장 왼쪽 페이지 아래에는 추억을 적어볼 수 있는 '나의 기억을 적어보세요' 공간이 마련되어 있습니다. 색을 칠하며 떠오른 장면이나 감정을 짧게 기록해 보세요. 어쩌면 누군가에게 들려주고 싶은 나만의 이야기가 될지도 모릅니다.

한 장 한 장 색칠하며, 그때 그 시절 우리가 살아온 따뜻한 날들을 다시 한번 마음에 품어보시길 바랍니다.

CONTENTS

1장 어린 시절

그때 그 웃음, 어린 시절

2장 집안의 일상적인 모습

엄마 손의 기억, 따뜻한 집안

3장 골목놀이

흙먼지 속 웃음, 골목에서 놀던 날들

4장 학교 생활

도시락 냄새 나는 교실, 그 시절 학교

CONTENTS

5장 마을 모습

정겨운 마을, 온 동네가 가족이던 시절

6장 인생의 장면들

사진처럼 남은 인생의 순간들

7장 자연과 계절

계절 따라 흐르던 우리들의 시간

8장 새로운 시작

사랑과 시작, 나의 가족 이야기

1장

어린 시절

그때 그 웃음, 어린 시절

01 요강 옆 새벽 풍경

밤참 사건과 엄마의 한숨

밤중에 조심스레 요강을 찾던 어린 발걸음.
어두운 방 안을 더듬다가 엄마가 잠결에 일어나시던 순간들.
가끔은 배가 고파 부엌을 기웃거리다가 들키면,
"또? 아이구..." 하며 내쉬시던 엄마의 한숨이 들려왔지요.
새벽이면 요강을 들고 나가던 엄마의 뒷모습과 함께
하루가 시작되던 그 풍경은 지금도 마음속에 남아 있습니다.

- 나의 기억을 적어보세요 -

그 시절 새벽, 요강과 밤의 기억이 있으신가요?
그때의 냄새, 소리, 엄마의 표정…
그 새벽의 기억을 이곳에 적어보세요.

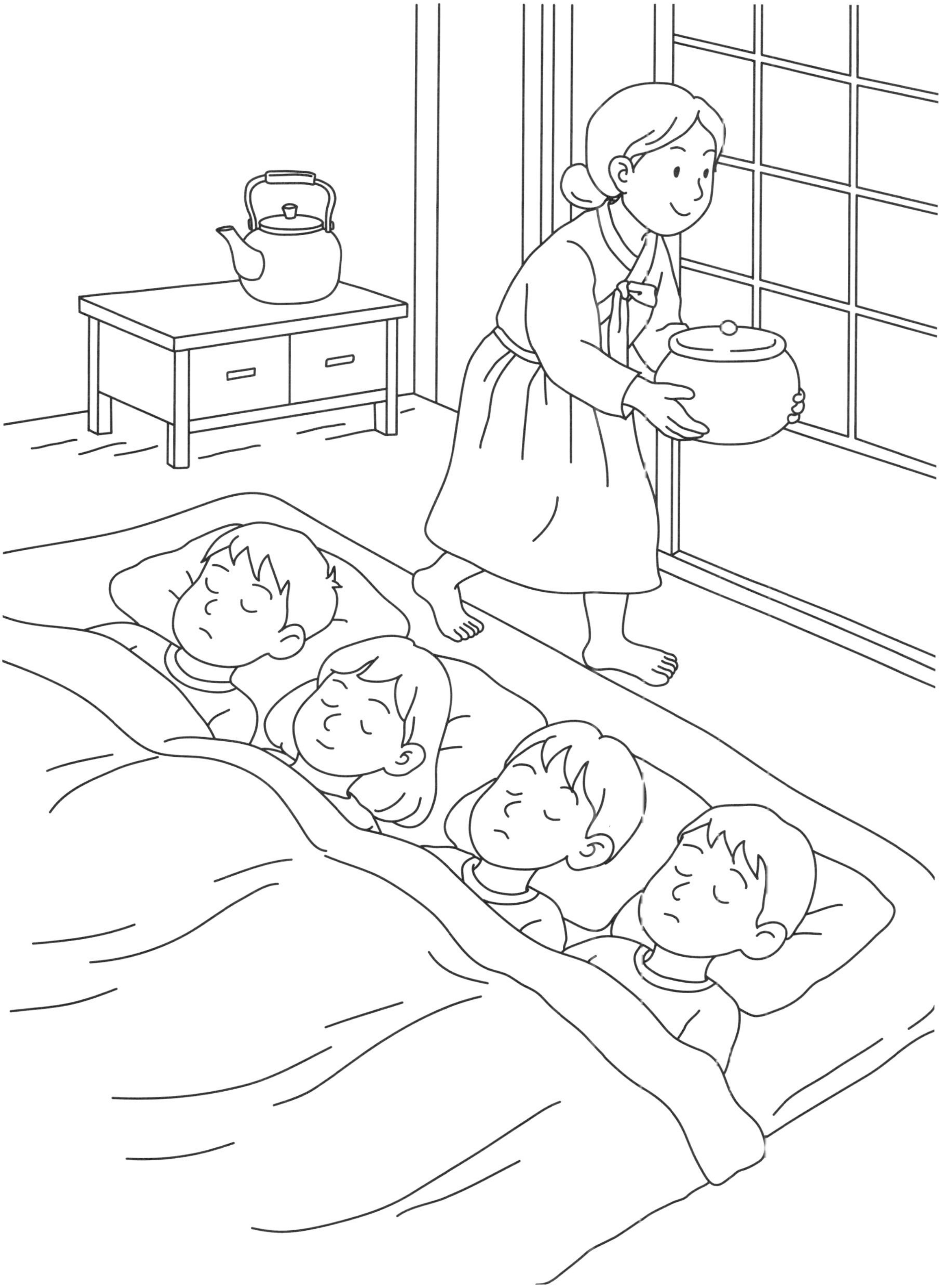

02 대야 목욕 시간

물보다 따뜻했던 엄마 손

마당에 커다란 대야를 꺼내놓고,
엄마는 찬물에 펄펄 끓인 물을 섞어 나를 씻겨 주셨습니다.
머리 감길 때는 눈을 꼭 감고, 등 밀 때는 간지러워 웃던 기억.
김이 모락모락 나는 따뜻한 물과 엄마의 구수한 노랫소리가
세상 어떤 목욕탕보다 더 포근했던 추억이 되었습니다.

- 나의 기억을 적어보세요 -

따뜻한 물과 엄마 손길이 떠오르시나요?
대야에서 목욕하던 그 시절의 기억을 적어보세요.

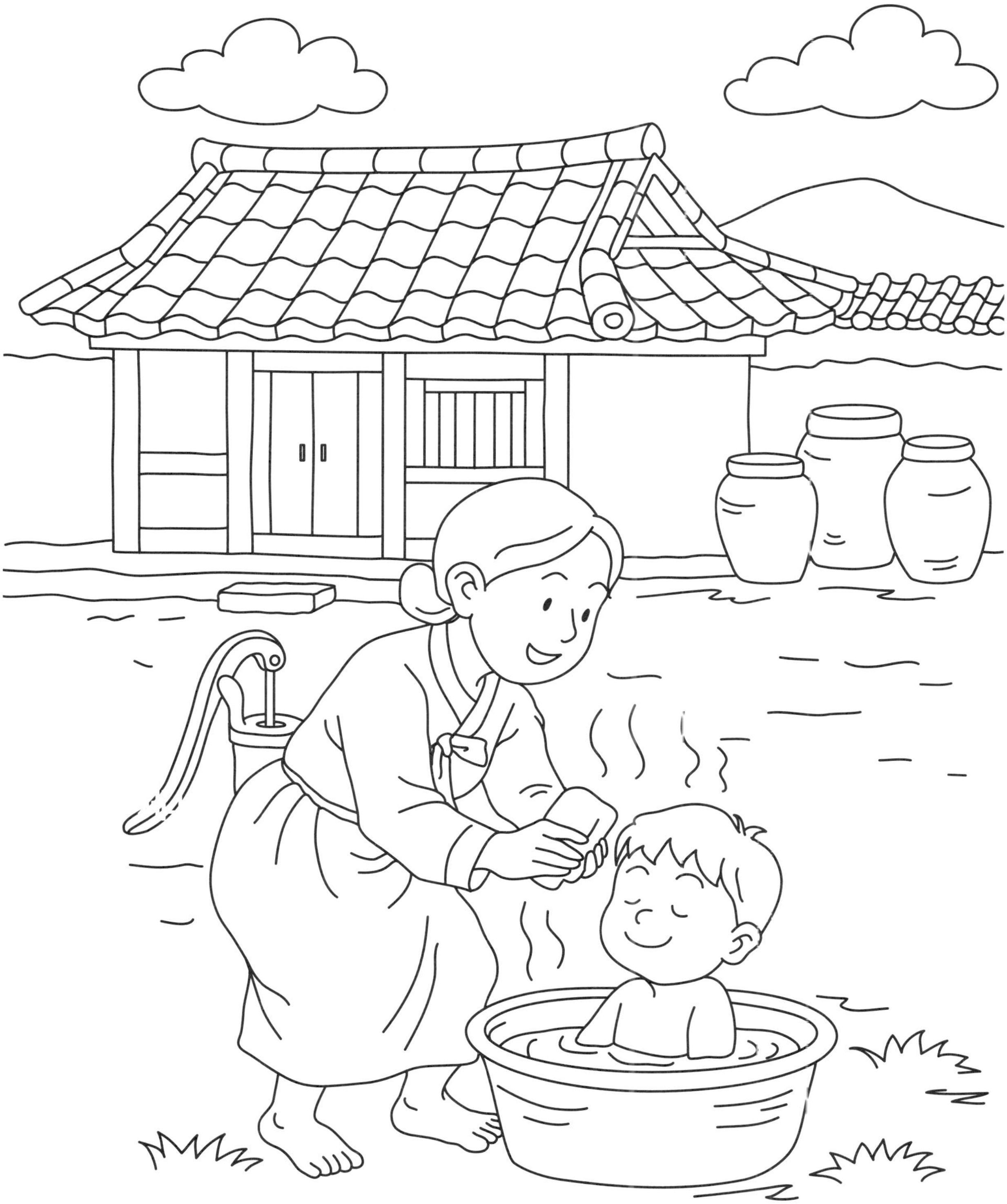

03 마루 한켠 인형 놀이

종이 인형 옷 갈아입히던 오후

문방구에서 고른 예쁜 종이 인형에게 알록달록한 옷을 입혀주던 어린 시절.
드레스부터 모자, 가방까지 조심조심 오려 만든 종이옷들.
친구들과 둘러앉아 인형의 옷을 갈아입히며
상상의 이야기를 펼치던 그 시간.
종이 인형은 우리에게 꿈을 꾸게 해주는 특별한 친구였습니다.

- 나의 기억을 적어보세요 -

마루 위 종이인형 놀이, 기억나시나요?
오려 입히던 인형 옷과 그날의 친구를 떠올려보세요.

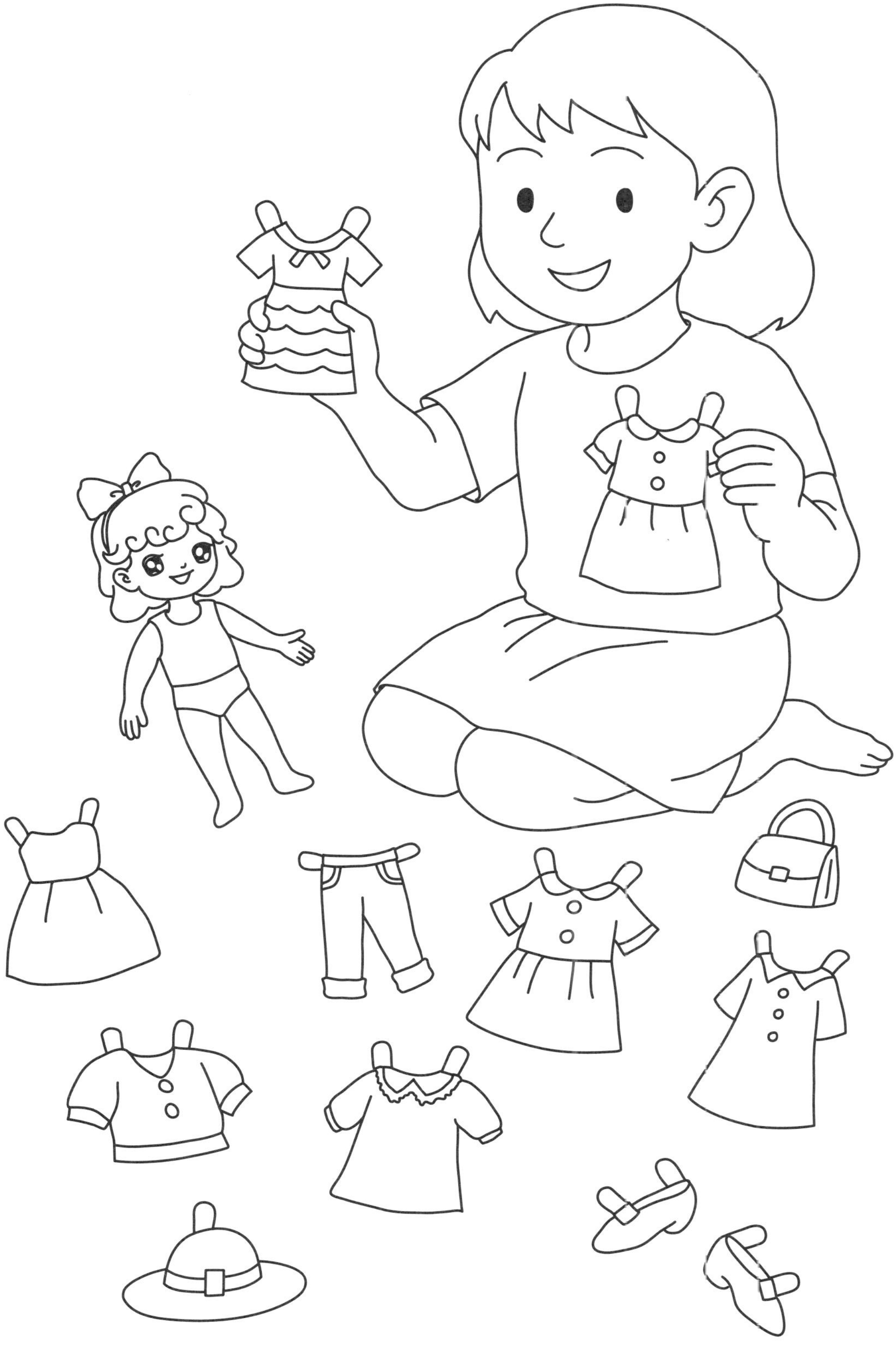

04 실뜨기와 웃음

손끝으로 엮던 따뜻한 추억

겨울이면 실 한 가닥으로 하루가 훌쩍 지나가곤 했습니다.

친구들과 둘러앉아 깔깔 웃으며 실뜨기하던 그때.

'나비', '그네', '별' 모양을 만들며 서로 손을 맞잡고 이어가던 놀이.

단순한 실 한 줄이 우리를 이어주고 따뜻하게 감싸주던 소중한 시간이었습니다.

- 나의 기억을 적어보세요 -

두 손가락으로 실을 엮던 실뜨기, 기억나시나요?

친구와 마주 앉아 놀던 그때를 떠올려 적어보세요.

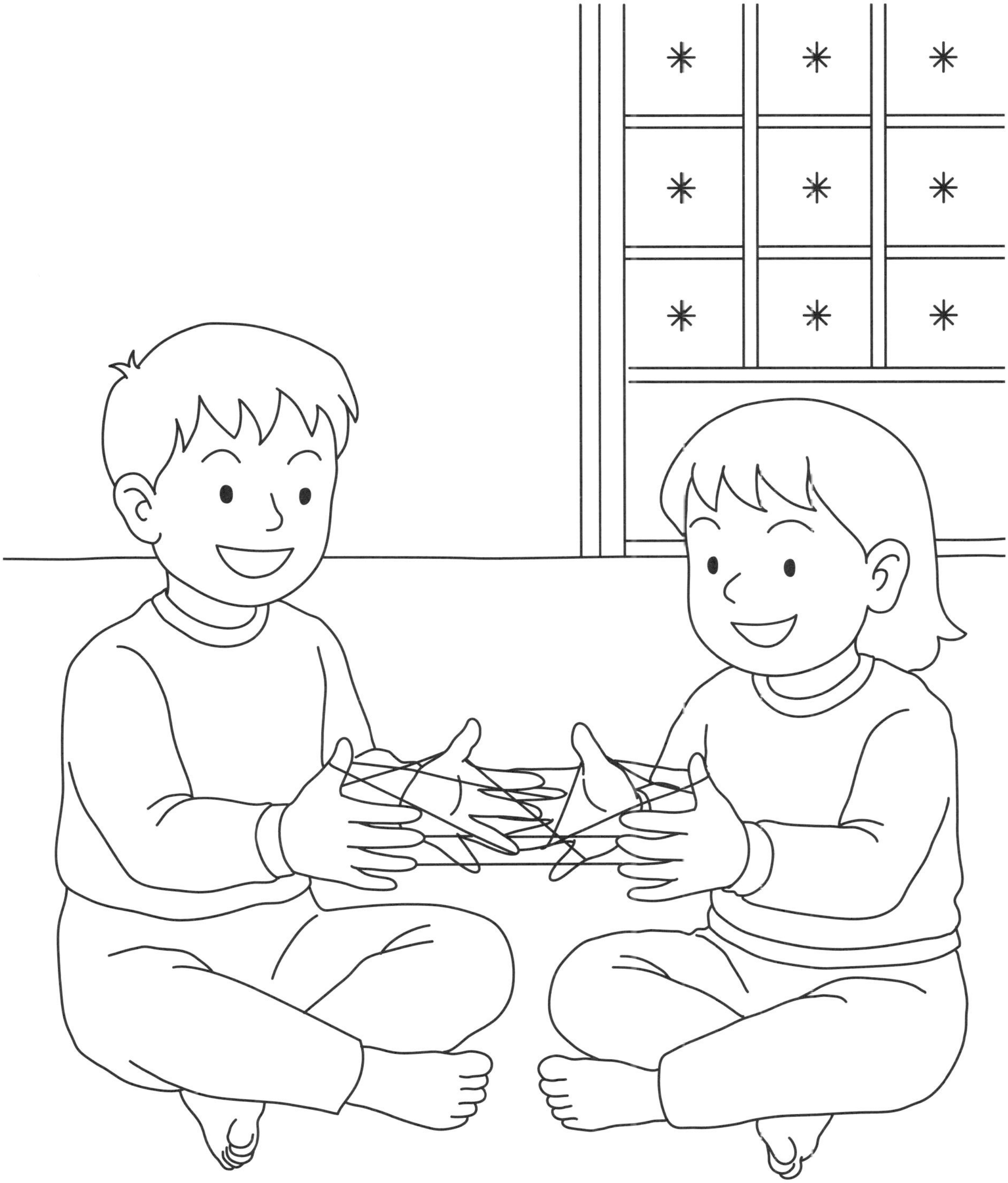

05 소금 얻으러 가던 날

머리에 키를 쓰고 걷던 골목길

자다가 이불을 적신 날이면, 엄마는 조용히 키를 씌워주시곤 했습니다.
밥그릇을 들고 이웃집 문을 두드리러 나설 때는,
귀까지 빨개진 얼굴로 "소금 좀 주세요" 말을 꺼냈지요.
어른들은 웃으며 소금을 내주시고,
빗자루로 등을 툭 치며 "또 그랬구나" 하시던 목소리.
그날의 붉어진 귀와 마음은 어느새 따뜻한 추억이 되어 있습니다.

- 나의 기억을 적어보세요 -

오줌 싼 날, 키를 머리에 쓰고 소금 얻으러 간 기억 있으신가요?
쥐구멍이라도 숨고 싶었던 그 순간을 떠올려 적어보세요.

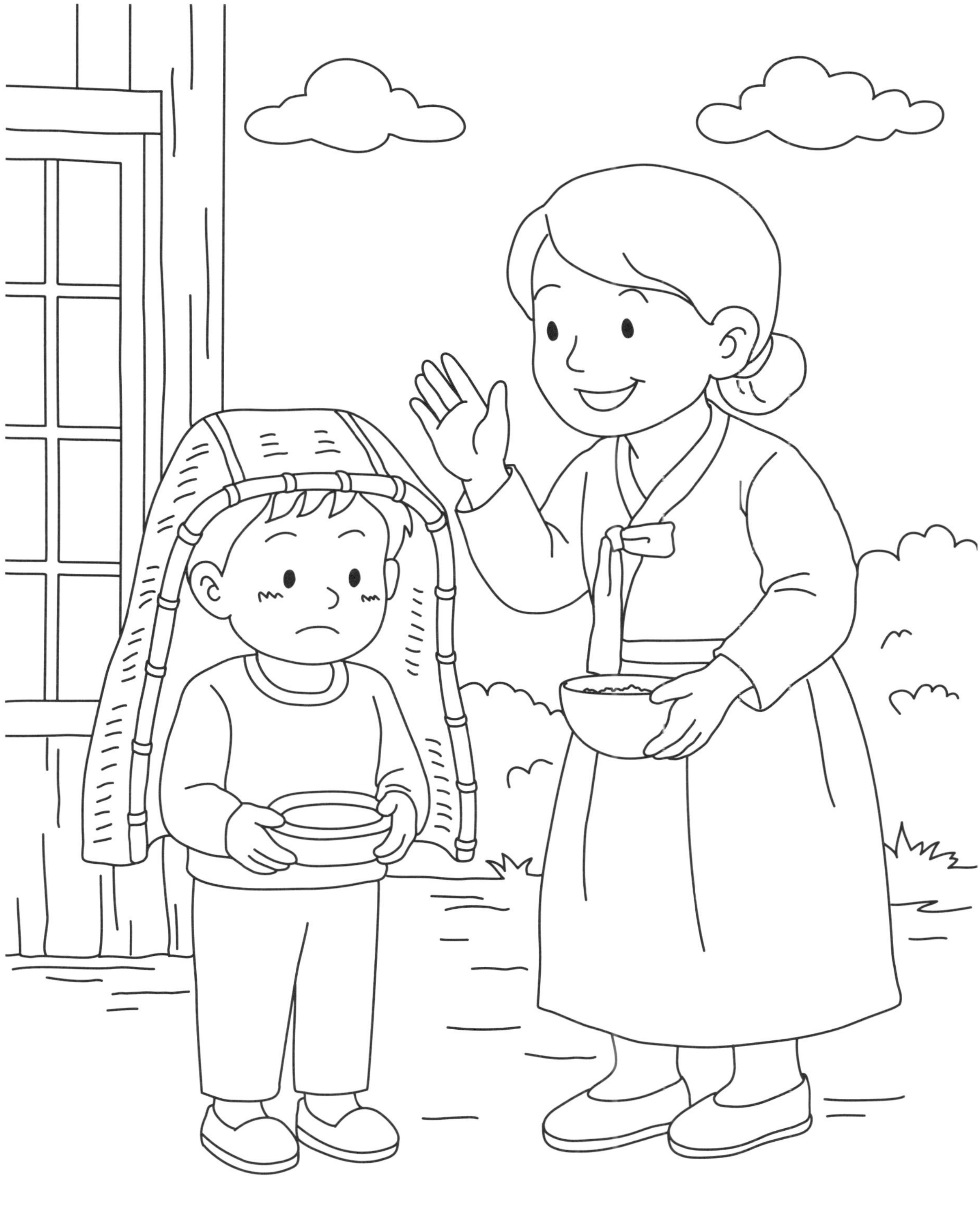

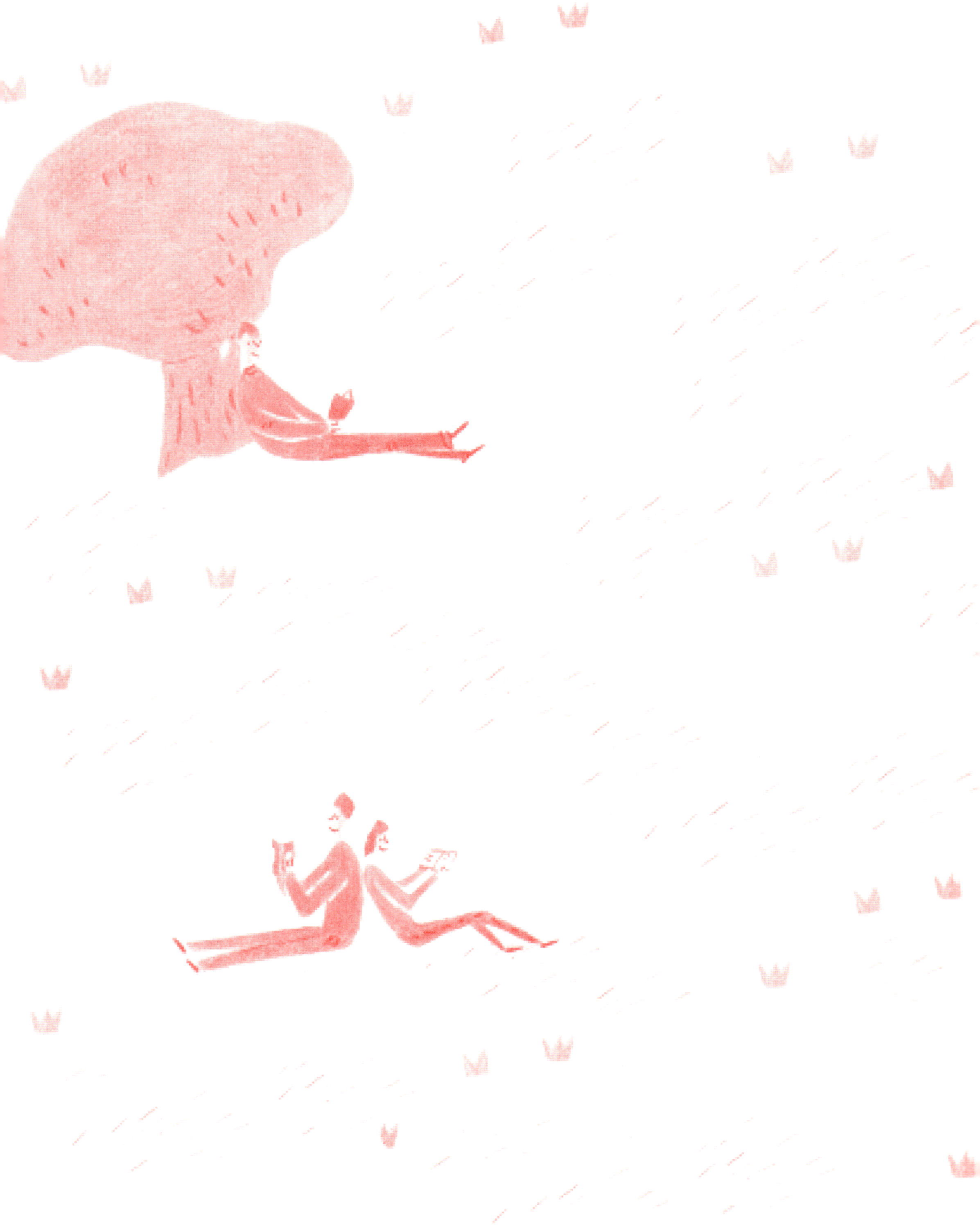

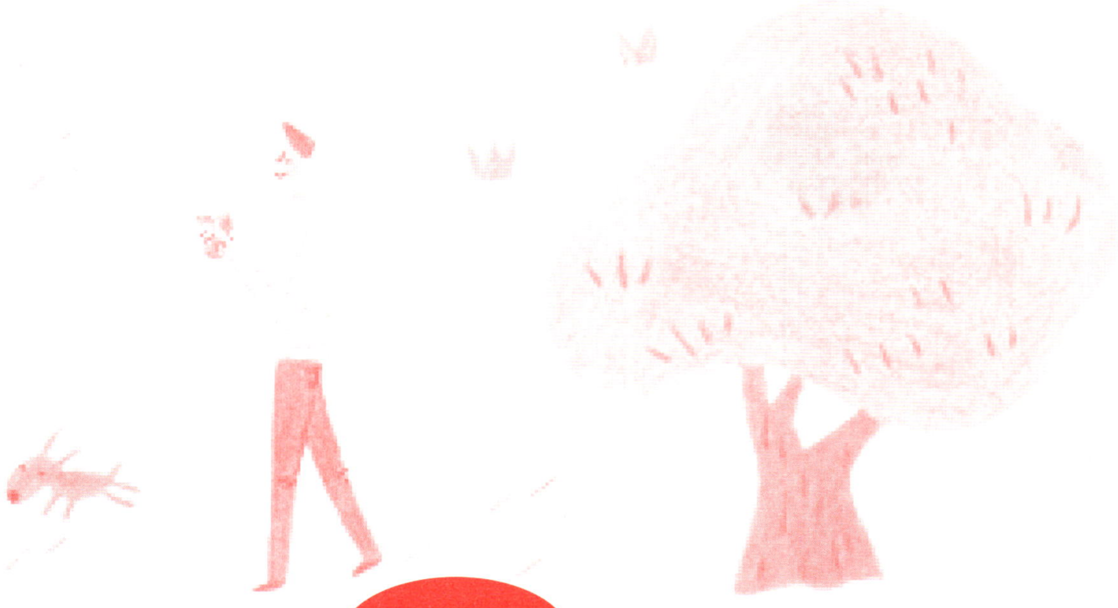

2장

집안의 일상적인 모습

엄마 손의 기억, 따뜻한 집안

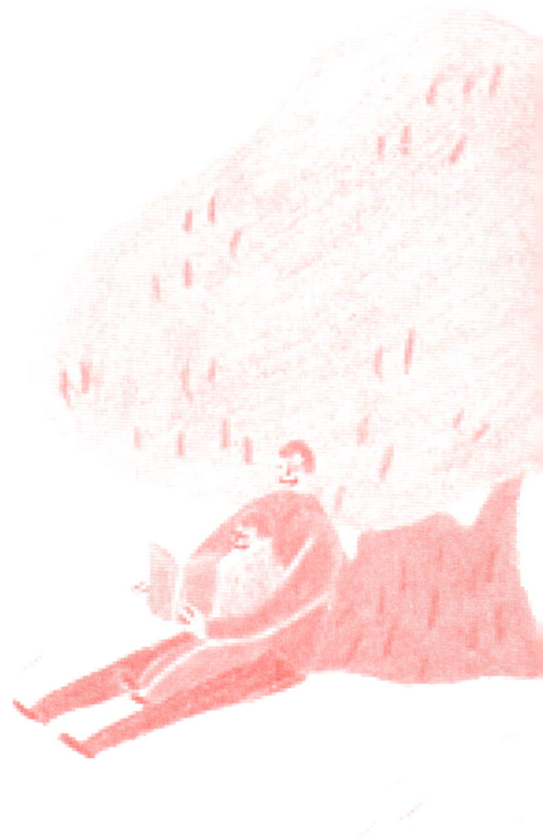

06 아궁이 부엌

장작 타는 냄새와 엄마의 분주함

새벽마다 장작을 넣고 불을 지피던 엄마의 모습이 생각납니다.
솥뚜껑을 여는 순간 밥 짓는 냄새가 집안 가득 퍼졌지요.
손에 검댕 묻어도 웃음 잃지 않던 모습은 오늘도 눈에 선합니다.
그 부엌은 단순한 조리 공간이 아니라,
가족의 하루를 여는 시작이었습니다.

- 나의 기억을 적어보세요 -

장작 타는 냄새와 엄마의 분주한 모습이 그립진 않으신가요?
아궁이 부엌의 기억을 이곳에 적어보세요.

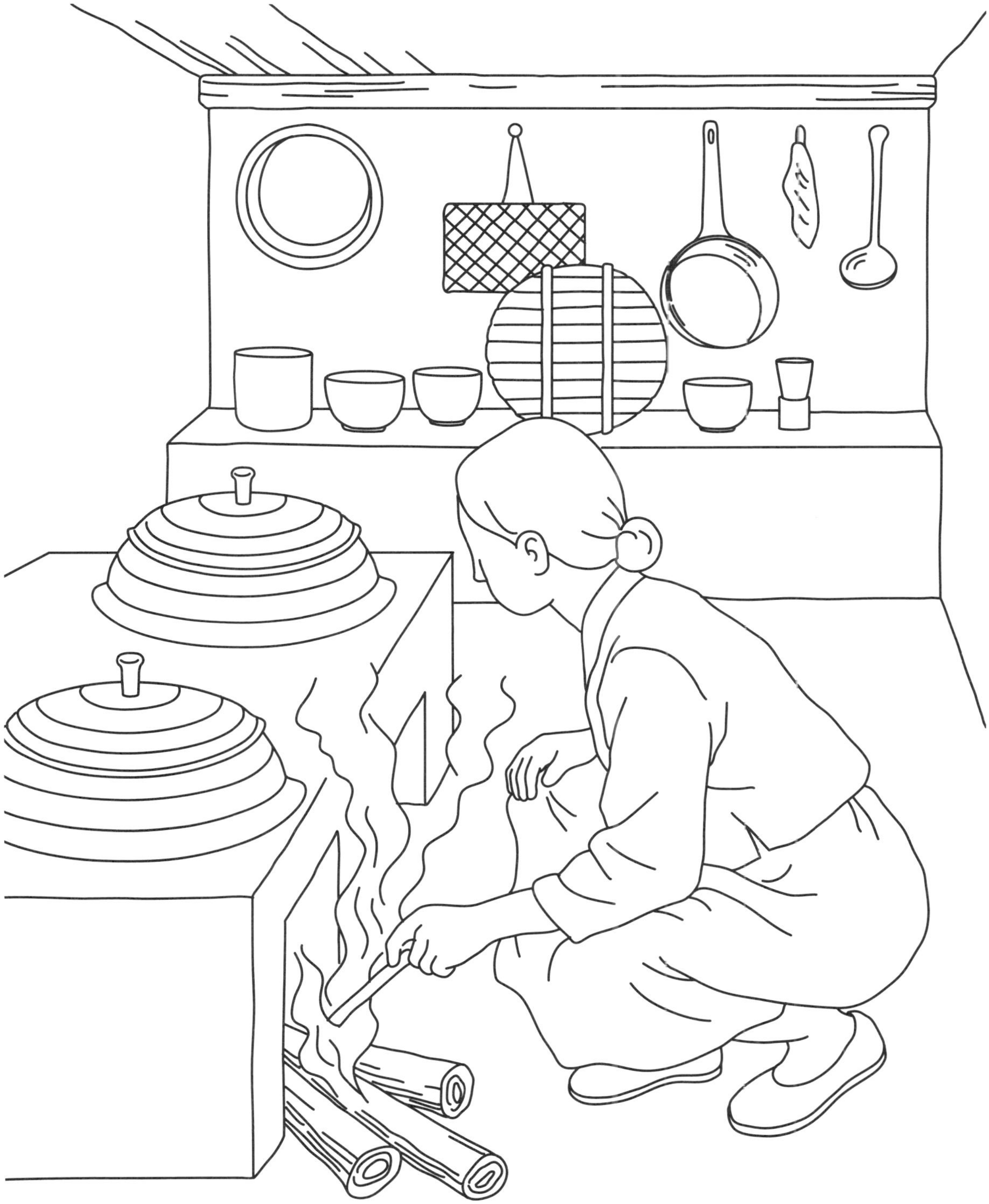

07 마을 빨래터

방망이 소리와 아낙네들의 수다

물가에 모여 빨래하시던 동네 아주머니들.
방망이 소리와 함께 퍼지던 웃음소리는
하루의 고단함을 씻어내는 힘이 되었습니다.
겨울이면 꽁꽁 언 얼음을 깨고서도
맨손으로 물에 손을 담그셨지요.
삶은 고되고, 손은 거칠었지만,
그 속에는 서로를 향한 따뜻한 정이 가득했습니다.

- 나의 기억을 적어보세요 -

방망이 두드리던 물가에서의 하루, 기억나시나요?
웃음 가득했던 빨래터 풍경을 떠올려보세요.

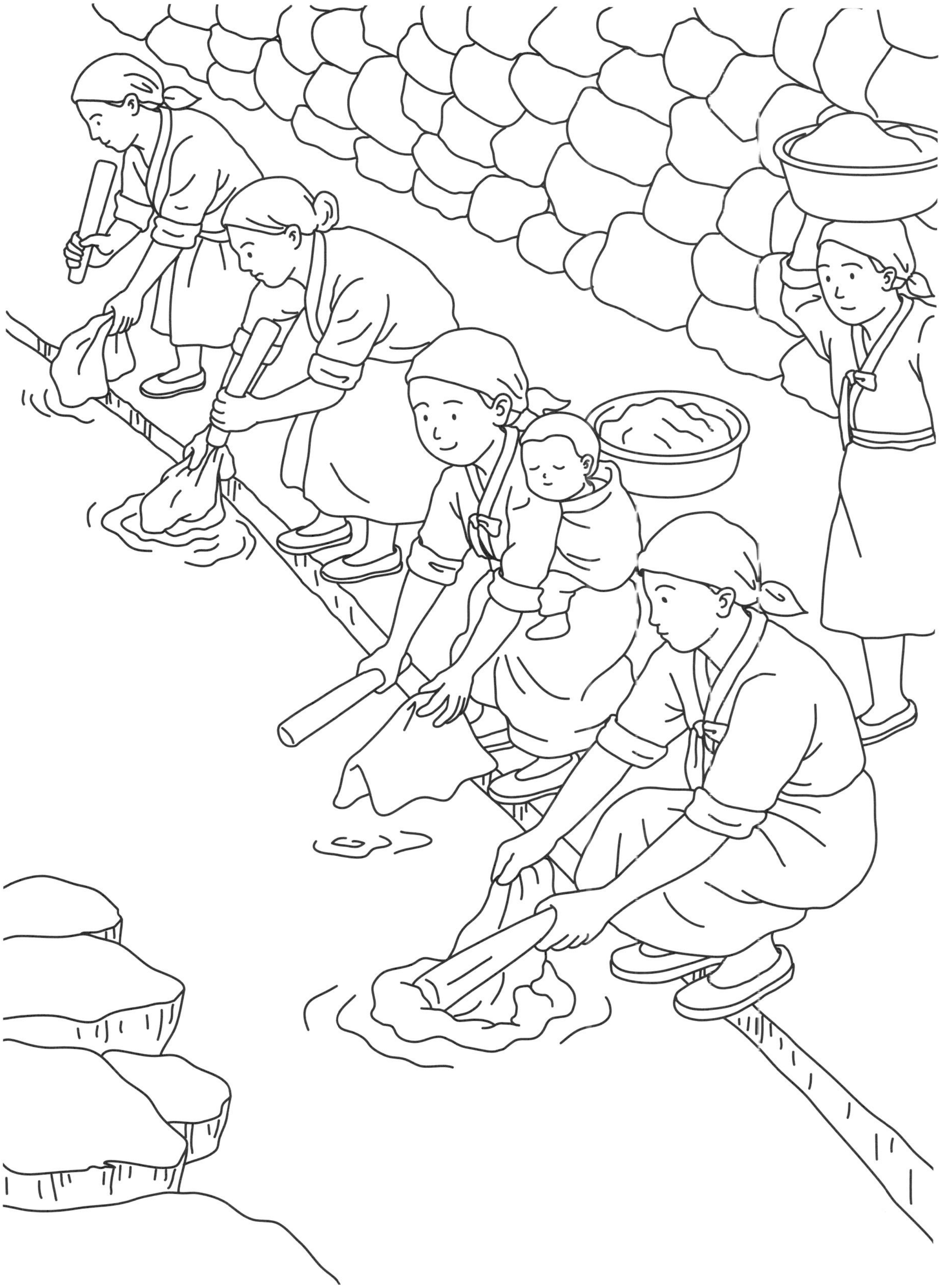

08 연탄 난로

검은 연탄에서 피어오른 온기

하얀 김이 모락모락 피어오르던 연탄 난로는
작은 방을 금세 따뜻하게 데워주곤 했습니다.
둥그런 구멍 사이로 은은하게 번지던 불빛은
엄마의 손길처럼 포근하고, 아버지의 숨결처럼 든든했지요.
불 옆에 옹기종기 둘러앉아 이야기를 나누던 겨울밤,
그 따뜻함은 아직도 가슴 한편에 고스란히 남아 있습니다.

- 나의 기억을 적어보세요 -

까만 손등과 연탄 냄새, 그 시절 겨울밤이 기억나시나요?
연탄불과 함께한 그 시절의 겨울을 적어보세요.

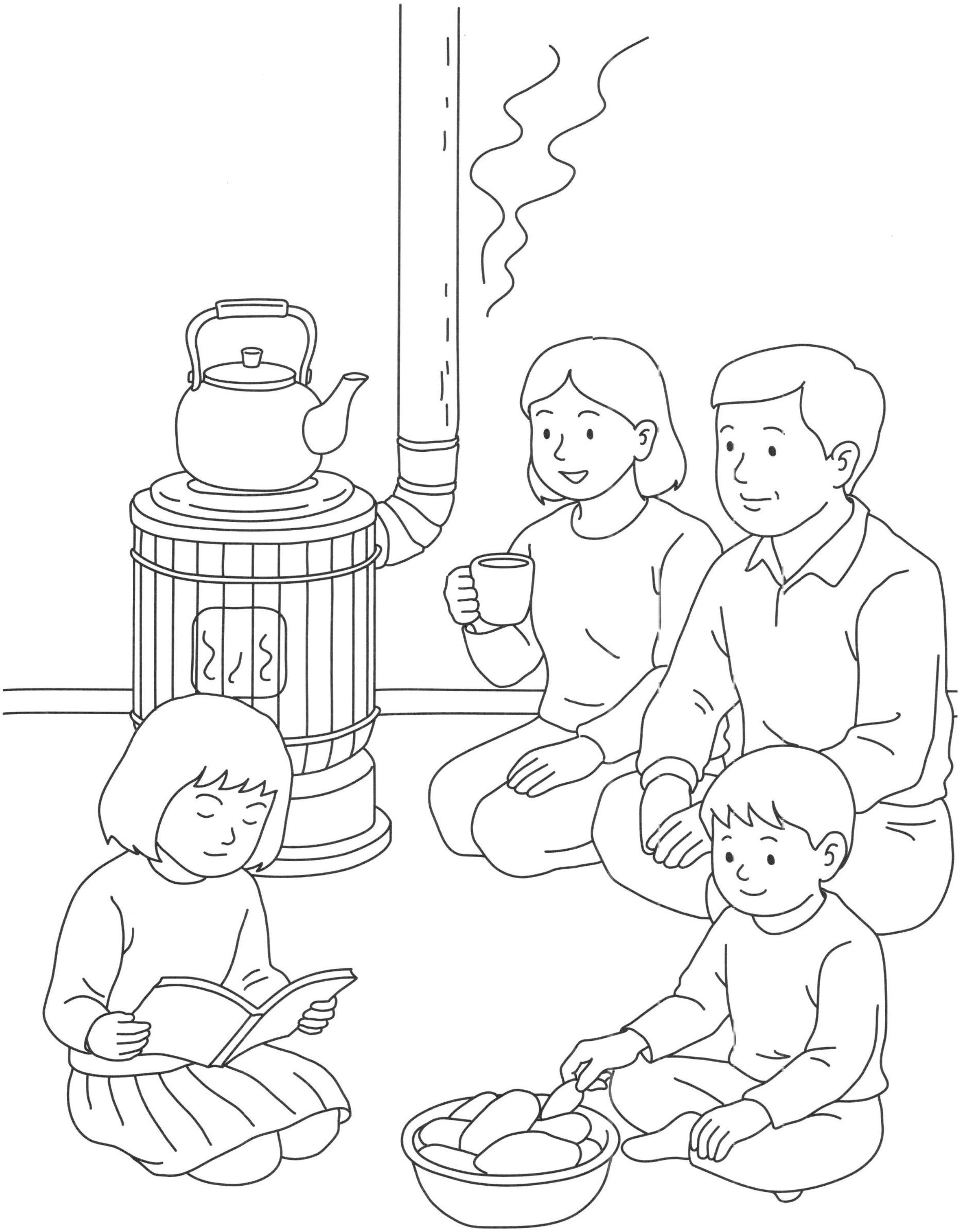

09 저녁 밥상

양은그릇에 담긴 엄마의 사랑

저녁이면 마루 끝에 양은 밥그릇이 놓였습니다.
밥솥 뚜껑을 열면 김이 모락모락 올라왔고,
된장국과 멸치볶음, 김치 한 접시면 충분했지요.
푸짐하진 않았지만 따뜻했고,
그 밥상엔 엄마의 마음이 담겨 있었습니다.

- 나의 기억을 적어보세요 -

양은그릇에 담긴 저녁 밥상, 기억하시나요?
그때 함께했던 가족과 반찬들을 떠올려보세요.

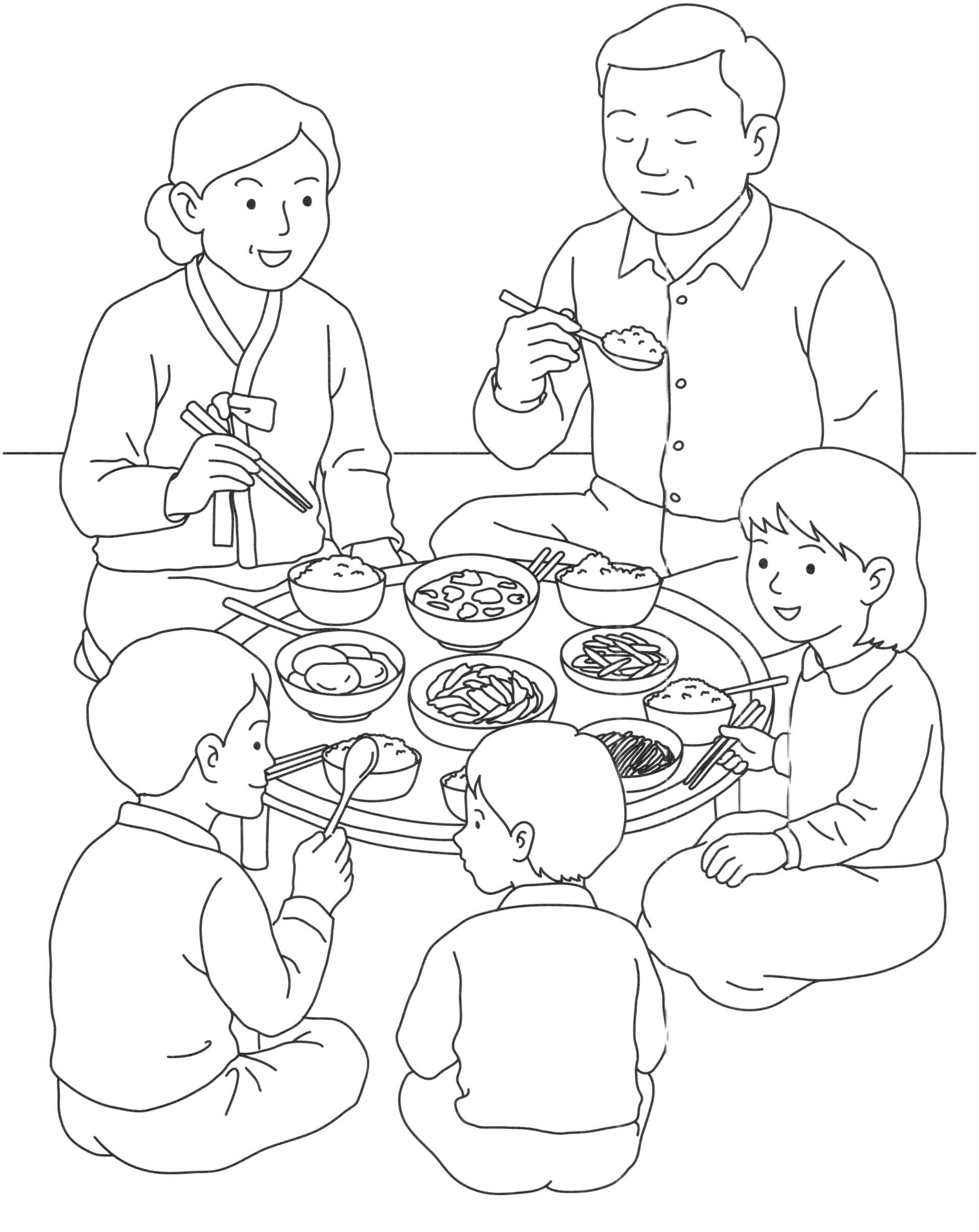

10 장독대

마당 한 구석 깊은 맛의 비밀

마당 한 편에는 늘 장독대가 있었습니다.
항아리 뚜껑을 열면 구수한 된장 냄새가 퍼졌고,
햇빛에 말라가는 장독대 위 소금과 마늘이 정겨웠지요.
그 안에는 시간이 만들어낸 깊은 맛과
엄마 손맛의 비밀이 숨어 있었습니다.

- 나의 기억을 적어보세요 -

마당 한편 장독대와 된장 냄새가 그립진 않으신가요?
우리 집 장독대의 모습과 엄마표 장맛에 담긴 기억을 적어보세요.

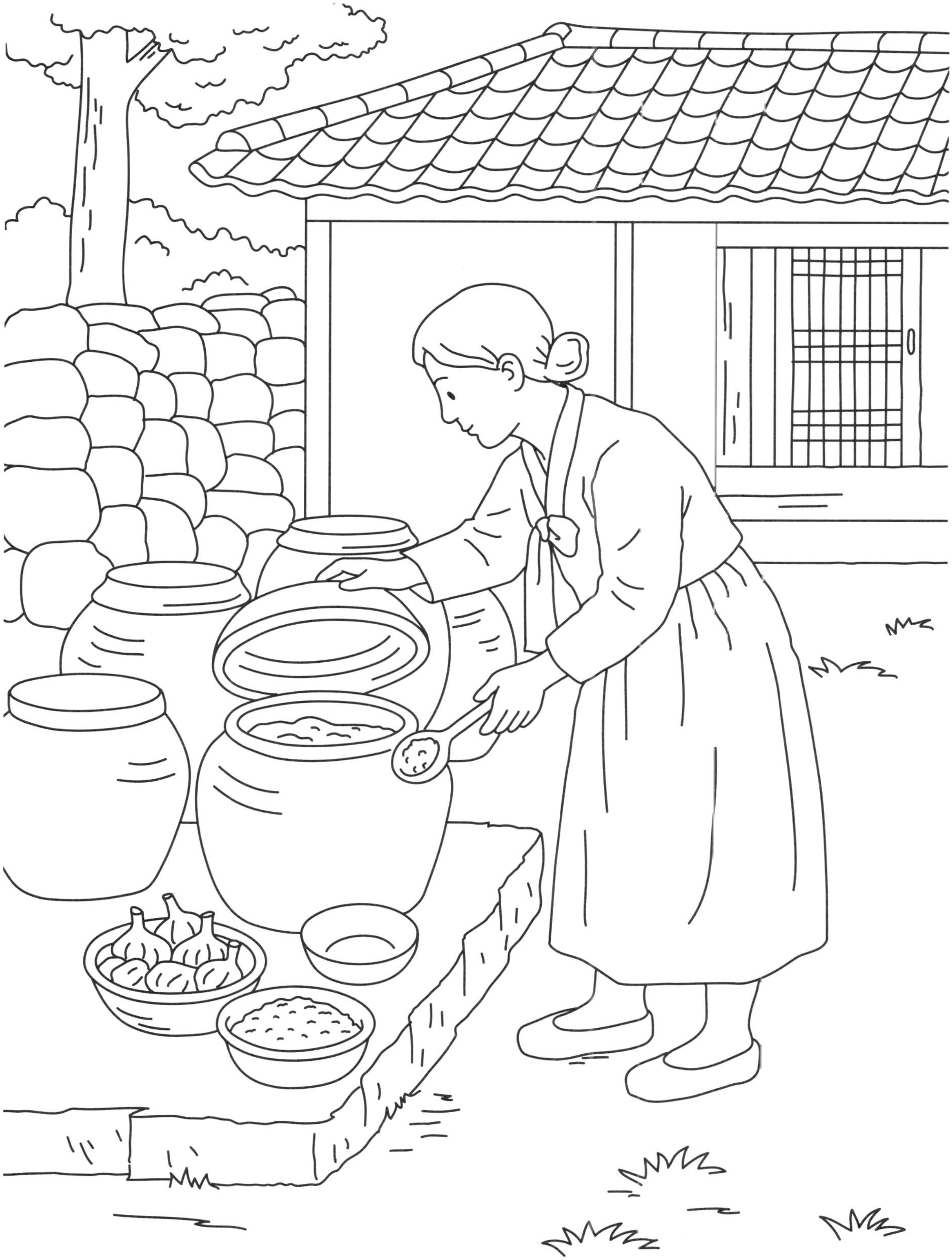

11 김장하는 날

온 가족이 모여 준비하던 겨울 반찬

늦가을이면 마당 한가득 펼쳐진 배추와 무,
가족 모두가 둘러앉아 김장을 시작했습니다.
어른들은 고춧가루와 젓갈을 정성껏 버무렸고,
아이들은 김치 속을 나르거나 심부름하느라 분주했지요.
김칫독은 마당 한편 땅속에 묻히고,
그 안에 담긴 손맛은 겨우내 우리 식탁을 지켰습니다.

- 나의 기억을 적어보세요 -

김장하던 날의 부산함과 웃음이 떠오르시나요?
손 시린 날, 온 가족이 함께한 기억을 적어보세요.

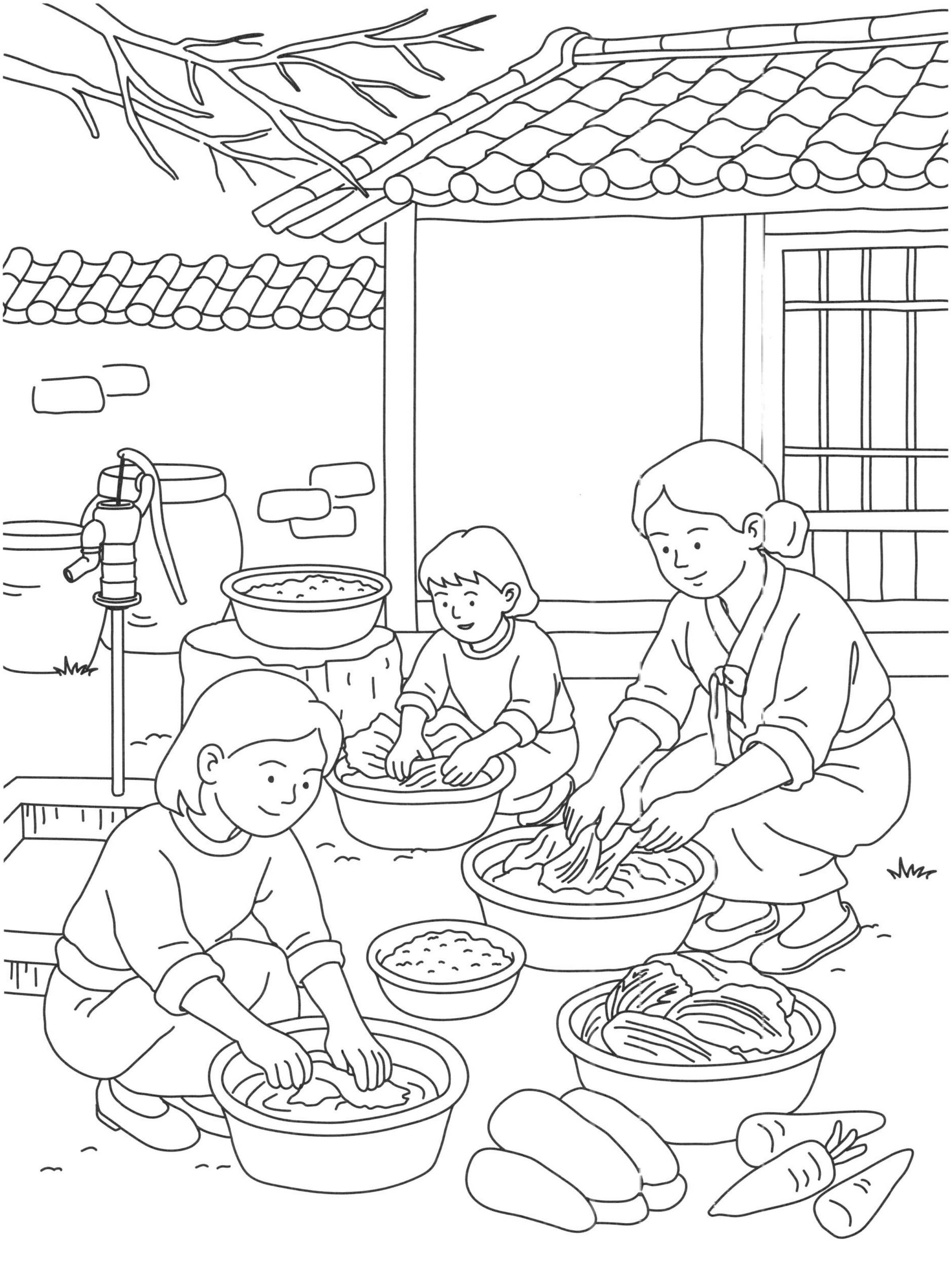

12 석유 곤로와 주전자

물 끓는 소리로 시작하던 아침

부엌 한 켠에 석유 곤로가 놓여 있었습니다.
엄마는 그 위에 주전자를 올려 보리차를 끓이고,
차분히 김이 오르는 모습을 바라보며 하루를 준비하셨지요.
곤로에서 퍼지는 따스한 열기와
졸음 섞인 냄새가 아침을 깨우던 기억이 아직도 선합니다.

- 나의 기억을 적어보세요 -

석유 곤로 위 끓던 주전자 소리가 기억나시나요?
석유 곤로와 함께 시작되던 아침 풍경을 기억해 적어보세요.

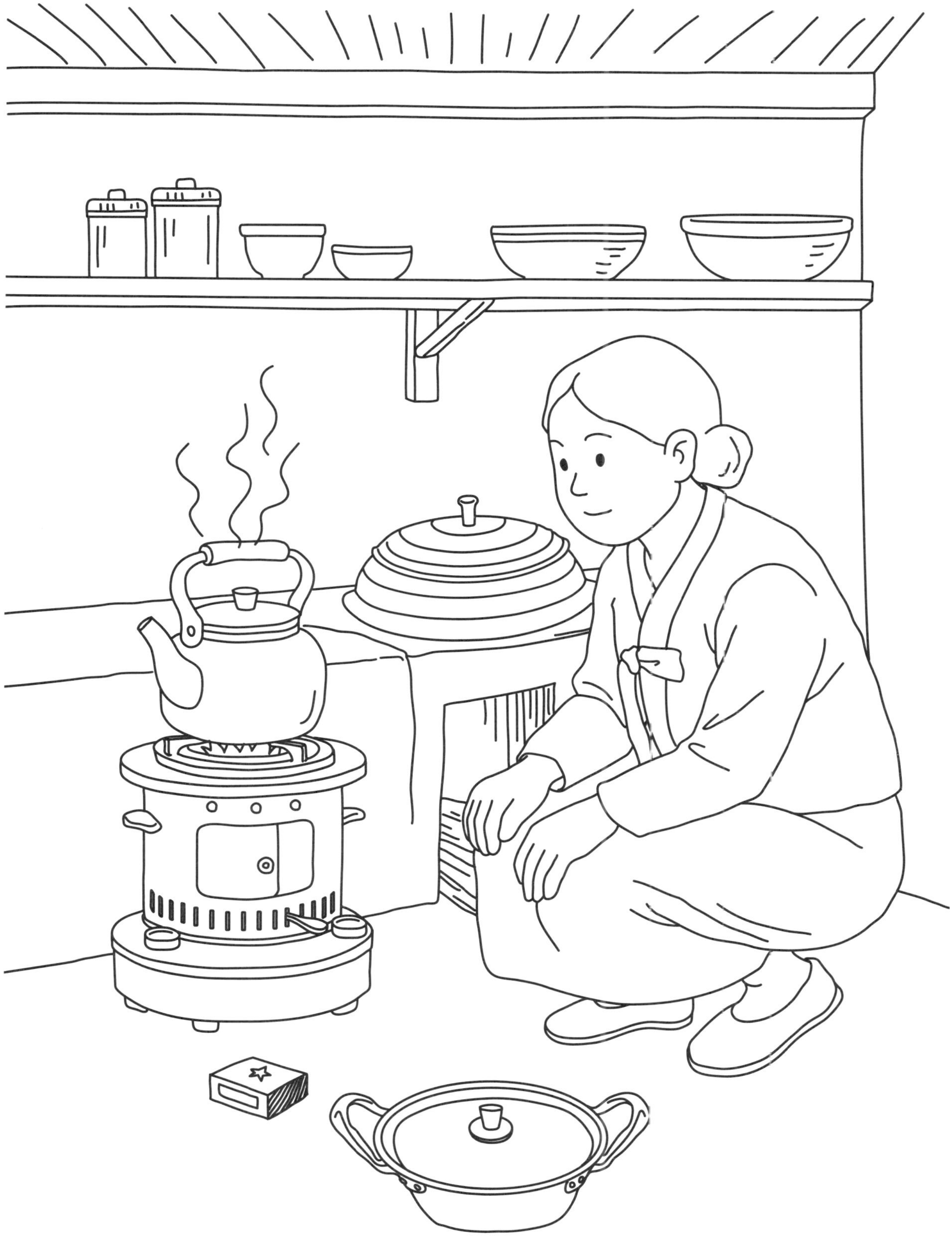

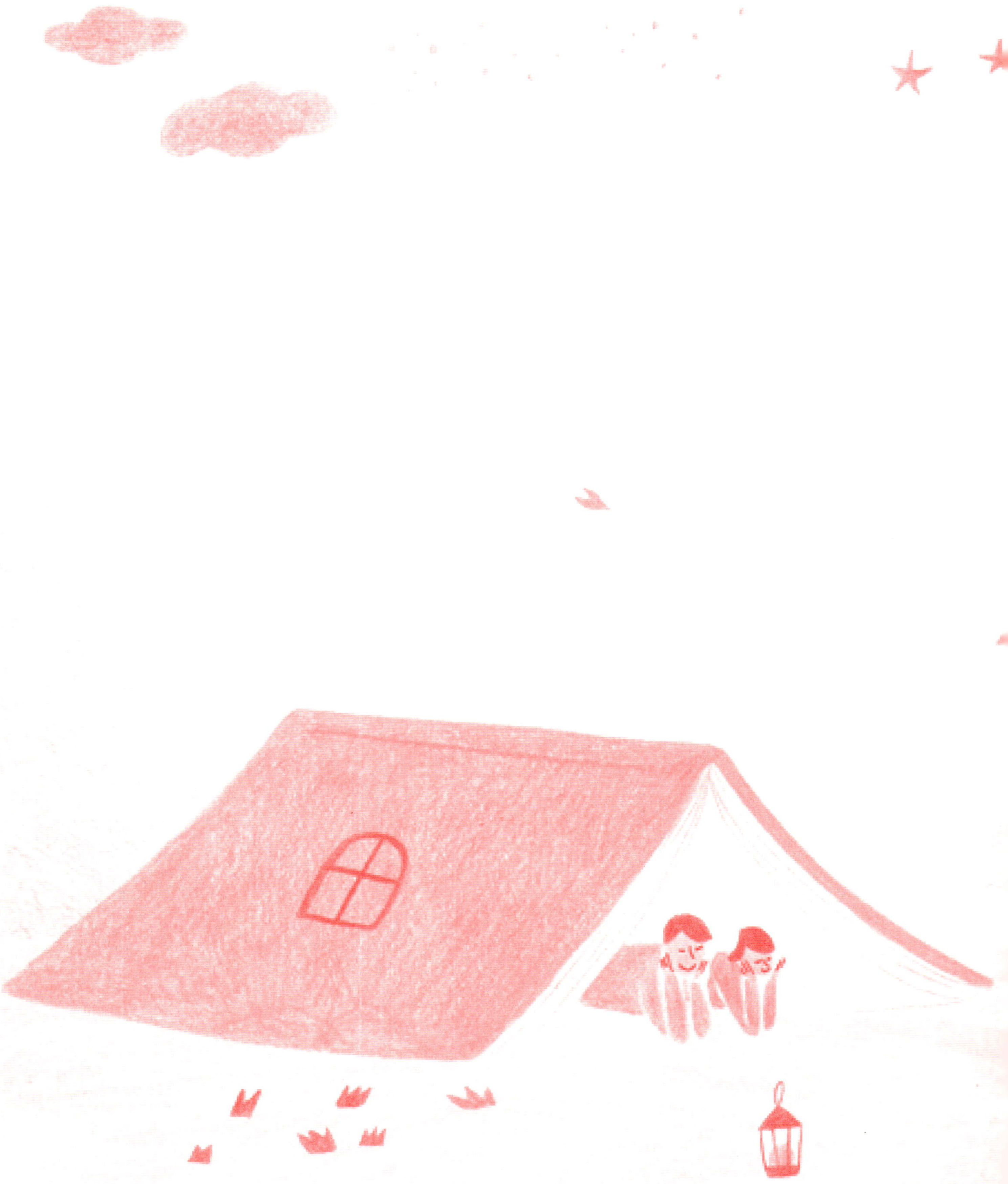

3장

골목놀이

흙먼지 속 웃음, 골목에서 놀던 날들

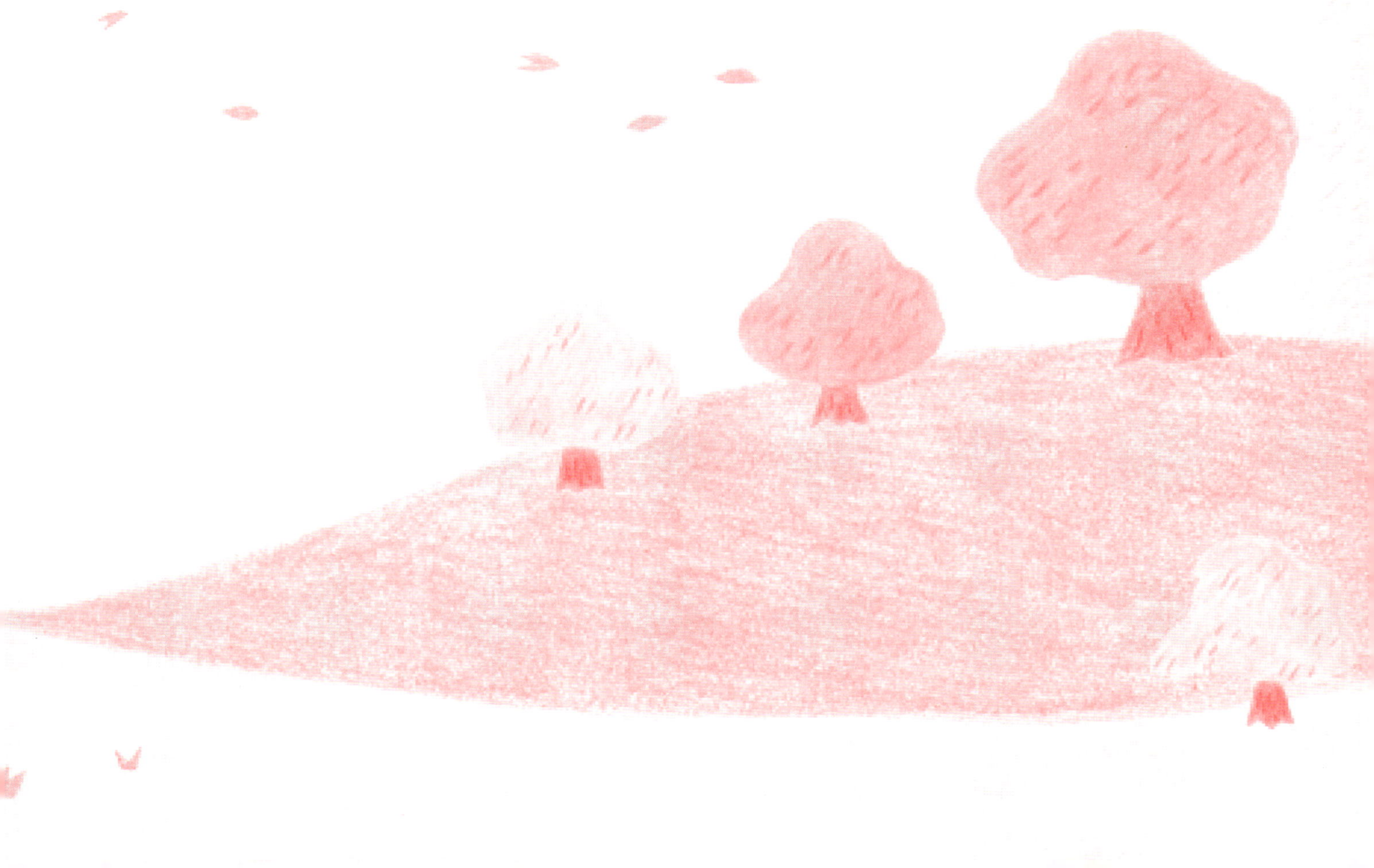

13 딱지치기

종이와 바람으로 벌인 승부

종이 한 장을 접어 만든 딱지 하나에 온 마음을 담았던 그 시절.
땅바닥에 무릎 꿇고 앉아 바람을 가르며 던지던 손끝의 긴장감.
한 번에 뒤집히면 온 동네가 울릴 듯 기뻐했고,
지면 몰래 다시 접어 도전했지요.
이긴 딱지를 품에 안고, 집에 돌아가는 발걸음이 얼마나 가벼웠는지요.

- 나의 기억을 적어보세요 -

딱지를 치며 벌이던 승부, 기억하시나요?
바람 속 종이 딱지의 손맛을 적어보세요.

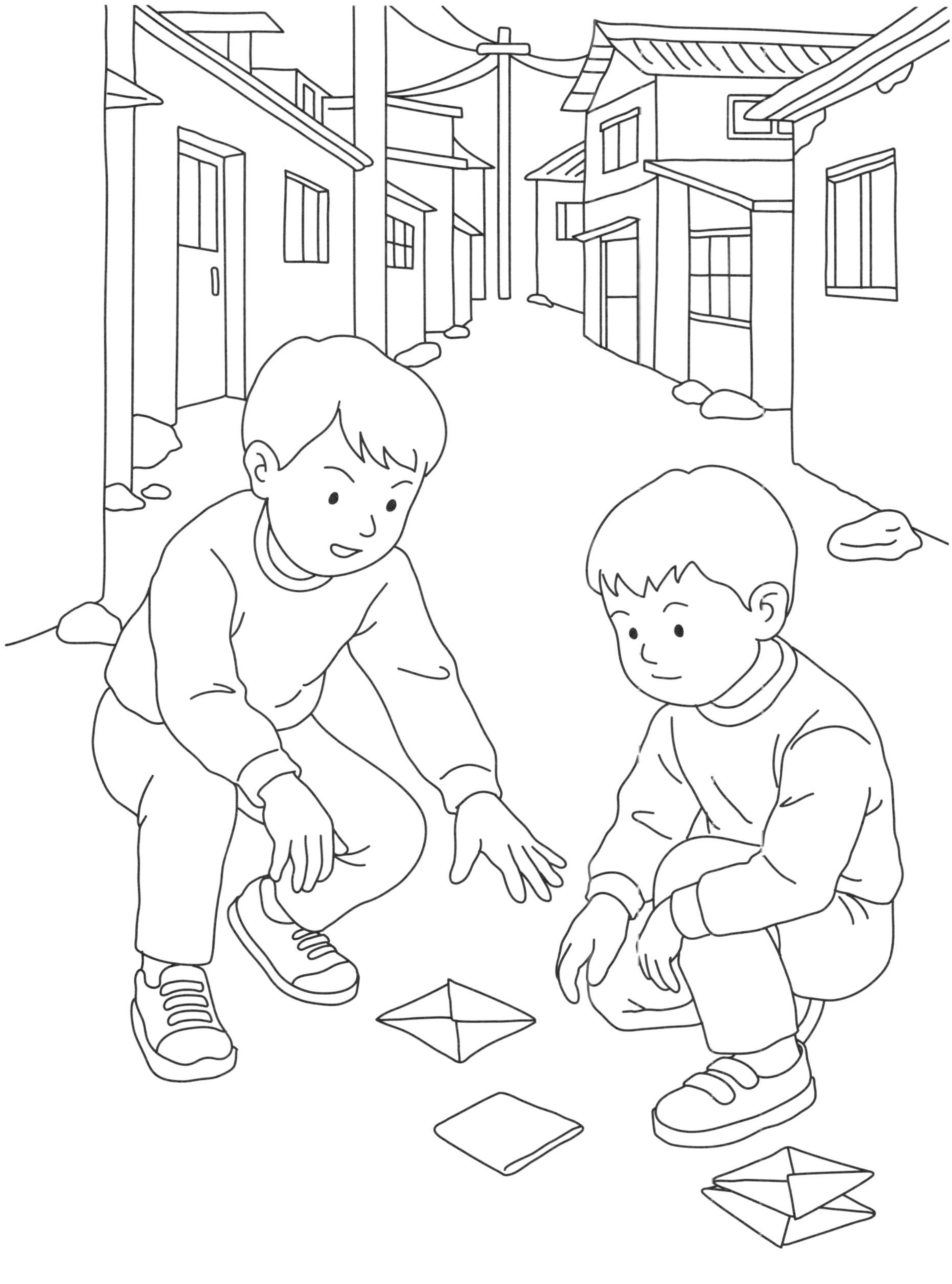

14 구슬치기

주머니 속 보물들

햇살에 반짝이던 유리구슬은 어린 마음에 보석처럼 느껴졌습니다.
알록달록한 구슬 하나에도 욕심이 생겨 무릎이 까지도록
땅바닥에 엎드려 구슬을 튕기곤 했지요.
'딱!' 소리와 함께 맞으면 환호가 터졌고,
예쁜 구슬을 차지하면 괜히 우쭐했던 기분도 생생합니다.

- 나의 기억을 적어보세요 -

어릴 적 가장 아끼던 구슬, 아직 기억나시나요?
색깔, 모양, 빛깔… 그 작은 보물 하나에 담긴 이야기를 적어보세요.

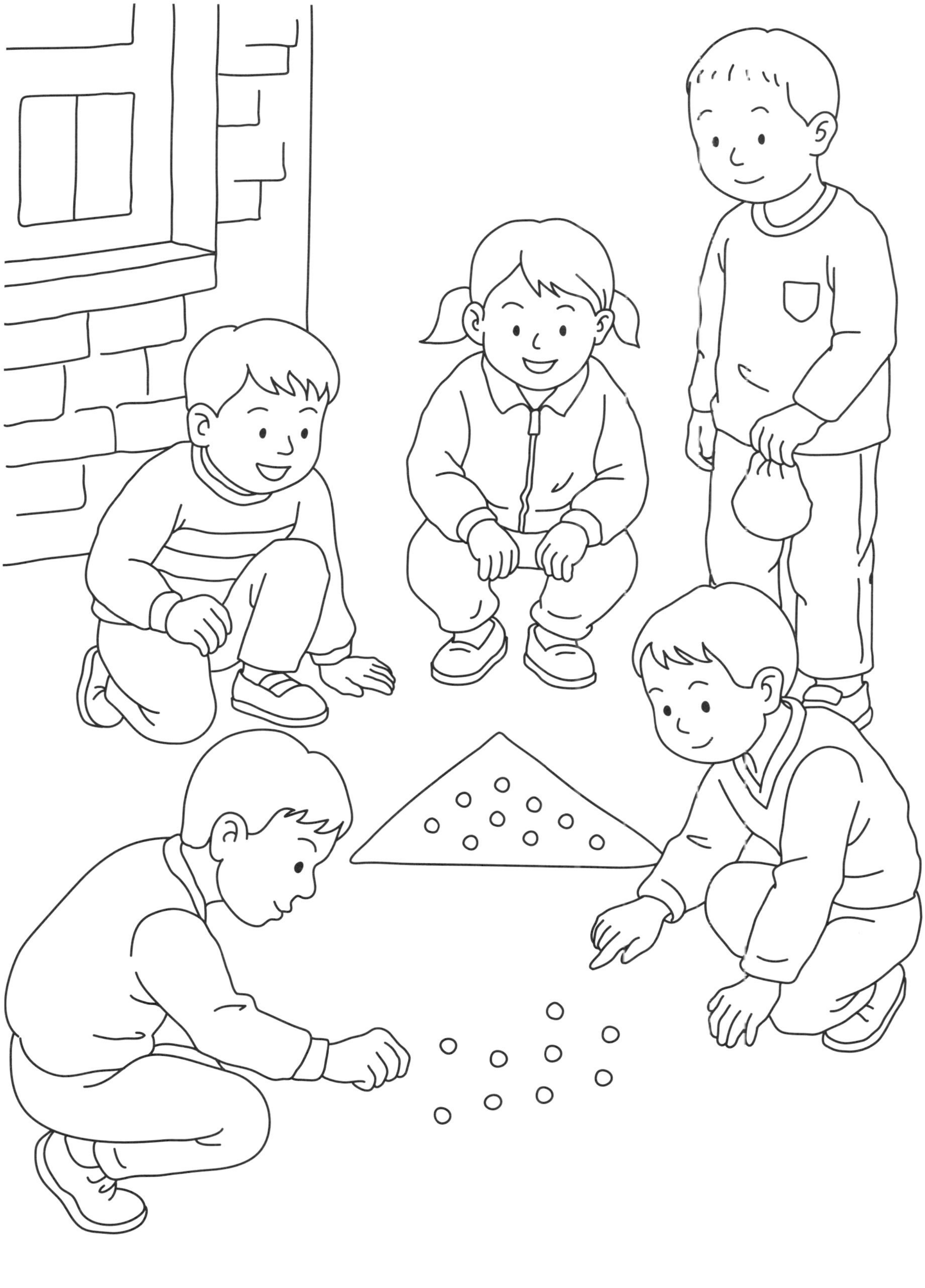

15 고무줄놀이

함께 뛰던 웃음의 시간

학교가 끝나면 운동장 한쪽이나 골목 어귀에 고무줄을 걸고 모였습니다.
고무줄을 무릎, 허리, 심지어 겨드랑이까지 올리며
다리를 번쩍 들어 넘기던 그 순간들.
친구들과 손잡고 함께 뛰며 키득키득 웃던 그 즐거운 시간.
가끔 남자아이들이 와서 장난치며 방해하면
다 같이 소리치며 쫓아내기도 했지만,
지금 생각하면 그 장면마저도 웃음 짓게 되는 따뜻한 추억입니다.

- 나의 기억을 적어보세요 -

고무줄을 넘으며 친구들과 깔깔거리던 기억 있으신가요?
고무줄놀이하며 함께 웃던 친구의 얼굴을 떠올려 적어보세요.

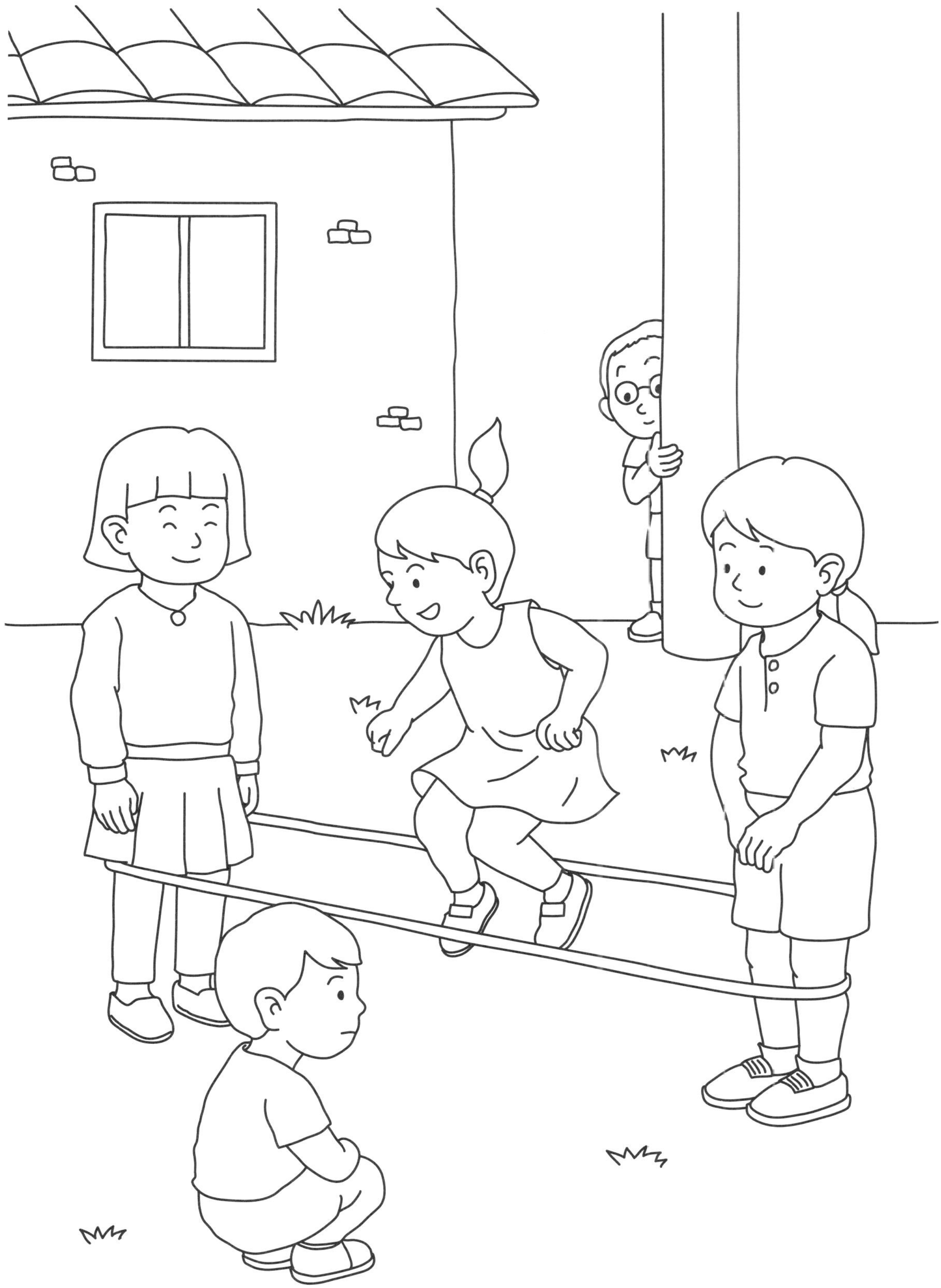

16 사방치기

네모 칸에 담긴 추억

땅바닥에 나뭇가지로 네모를 그리고, 조심스레 돌을 던지던 손길.
한 칸씩 뛰어넘으며 선을 밟지 않도록 조심하던 발놀림.
넘어지지 않으려 중심을 잡던 모습이 지금도 눈에 선합니다.
단순하지만 집중하던 그 놀이 속에 우정과 추억이 가득했습니다.

- 나의 기억을 적어보세요 -

어릴 적 뛰놀던 그 네모 칸, 지금도 기억나시나요?
사방치기를 하던 장소나 친구들을 떠올려 적어보세요.

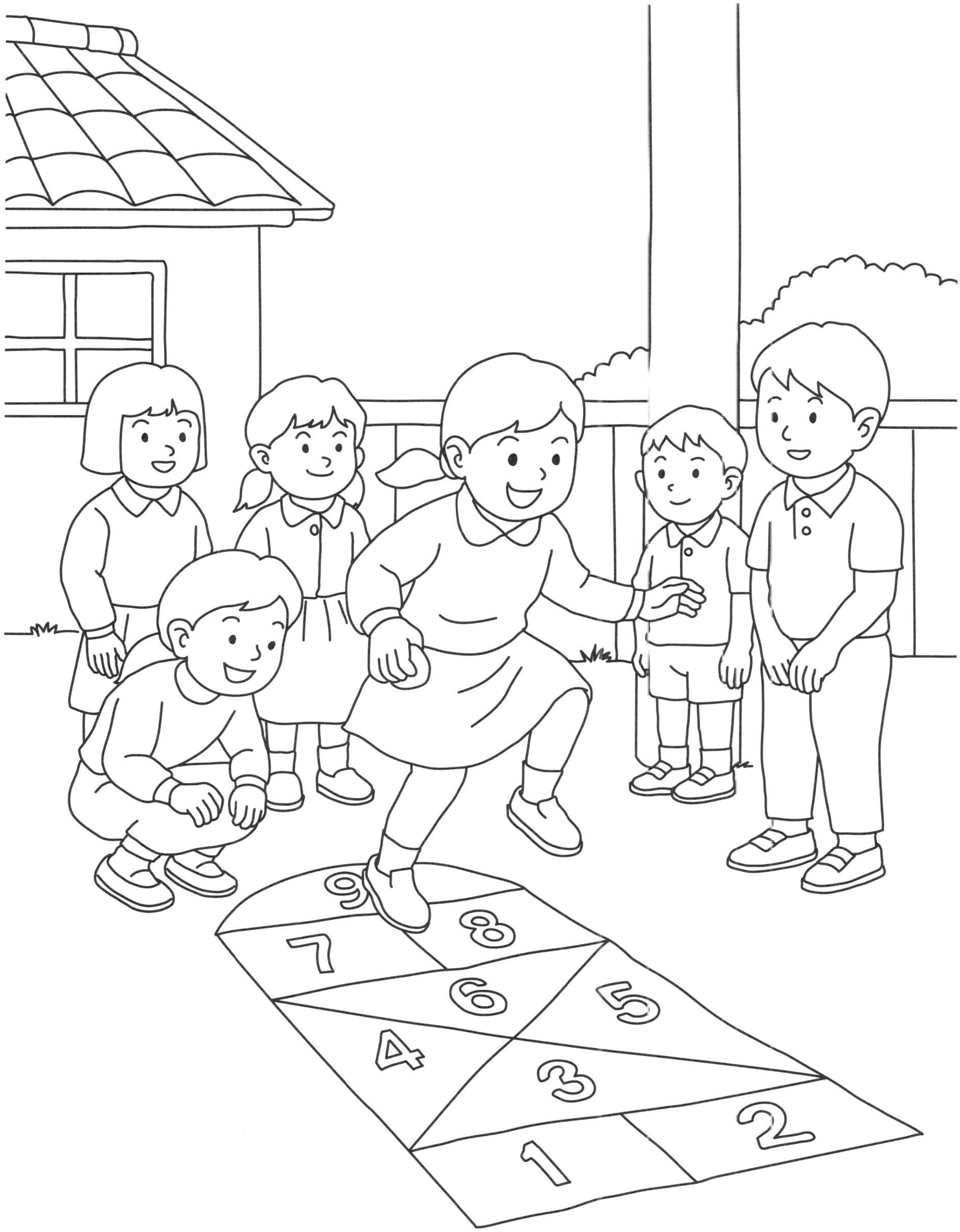
9
8
7
6
5
4
3
2
1

17 무궁화 꽃이 피었습니다

조각상처럼 멈춘 순간

"무궁화 꽃이 피었습니다!" 소리에 모두 숨을 죽이고 멈추던 순간.
움직이다 들키면 술래 뒤로, 안 들키면 한 칸 앞으로.
긴장과 설렘의 연속이었지요.
조금씩 가까워질수록 심장이 두근두근 뛰던 그 감정.
단순한 게임이었지만, 모두 하나 되어 뛰놀던 기억은 특별했습니다.

- 나의 기억을 적어보세요 -

숨죽이며 멈췄던 발걸음과 친구들의 얼굴, 기억나시나요?
그 놀이 속 한 장면을 적어보세요.

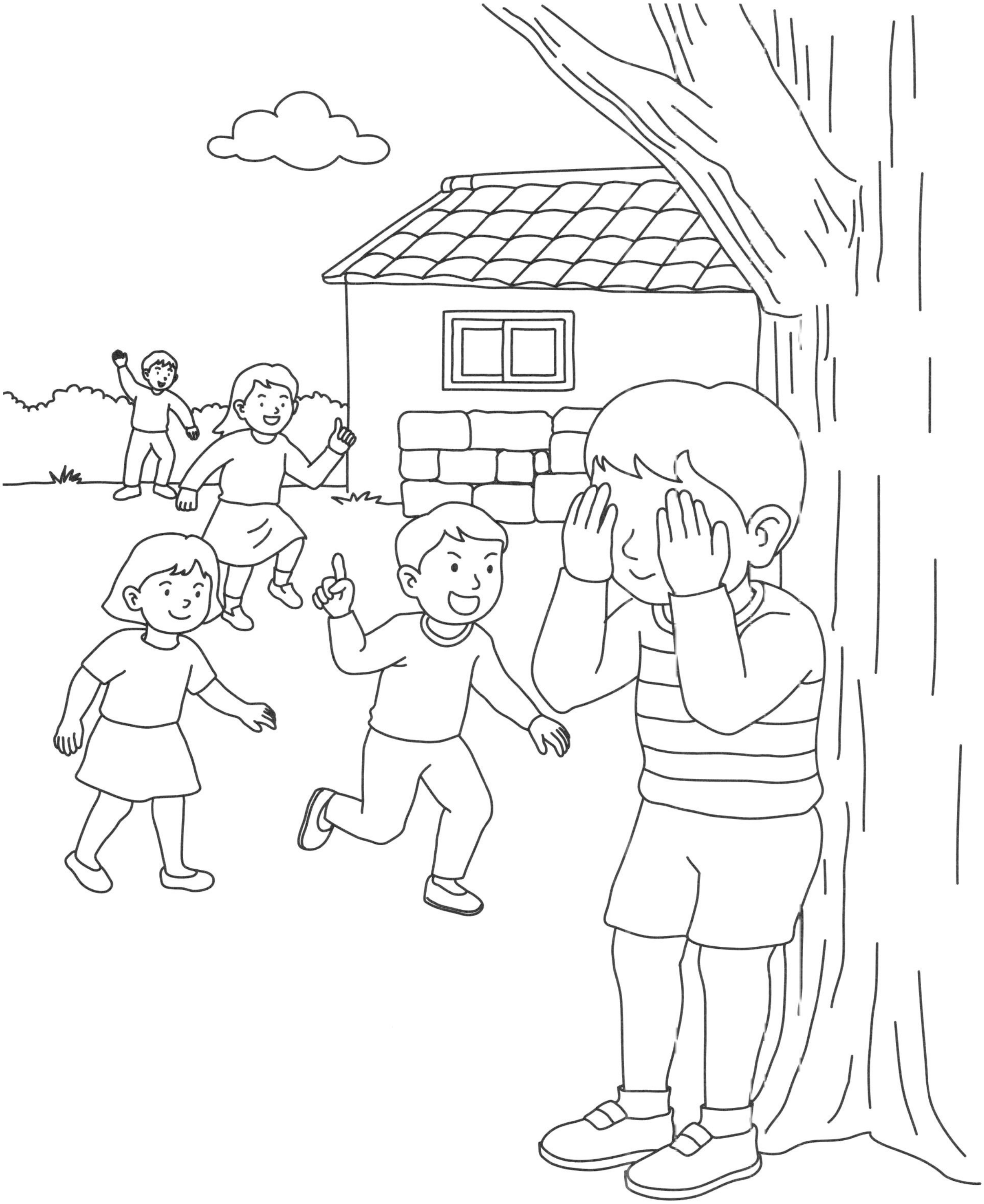

18 말뚝박기

친구 등에서 배운 우정

서로 등을 내어주고 힘껏 올라타던 말뚝박기 놀이.
무너지지 않게 버티고, 깔깔 웃으며 차례로 올라섰던 친구들.
넘어져도 "다시 하자!"며 금세 일어나던 그때의 씩씩함.
서로 기대고 함께 웃었던 그 순간들이 지금도 따뜻하게 떠오릅니다.

- 나의 기억을 적어보세요 -

등을 내어주던 친구와의 말뚝박기, 기억하시나요?
말뚝박기하며 느꼈던 우정이나 재미있던 기억을 적어보세요.

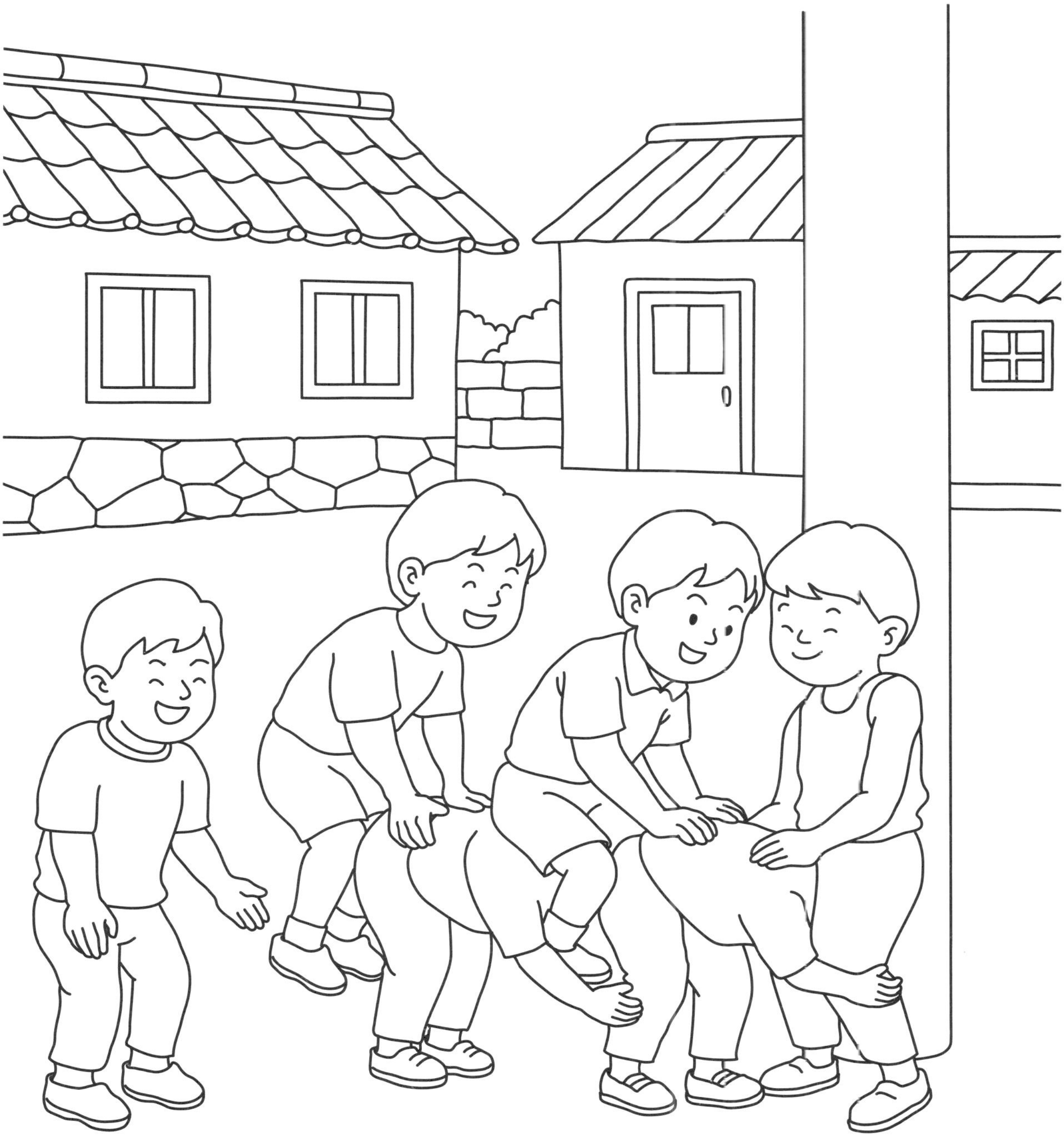

19 자치기

막대기 튕기며 벌어지는 승부

짧은 막대기를 튕겨 올려 긴 막대기로 멀리 쳐내던 자치기 놀이.
누가 더 멀리 보내나 겨루며 골목을 이리저리 뛰어다녔지요.
막대기가 남의 집 마당으로 날아가면 미안해하면서도 웃음이 났고요.
나무 막대기 두 개만 있으면 하루가 금세 지나가던,
단순하지만 신나는 놀이였습니다.

- 나의 기억을 적어보세요 -

자치기하며 땀 흘리던 기억, 있으신가요?
자치기하던 장소나, 함께 놀던 친구들의 얼굴을 떠올려 적어보세요.

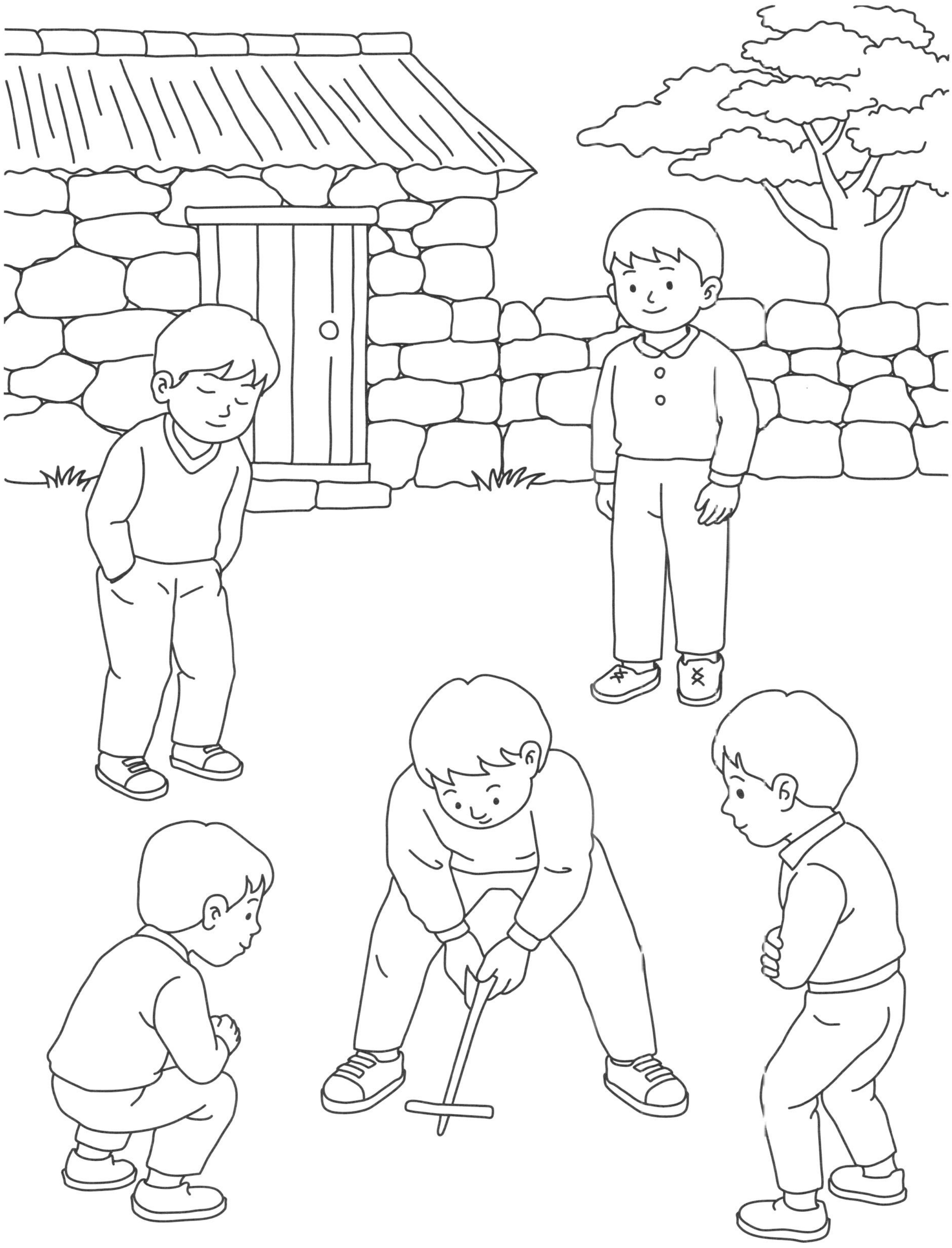

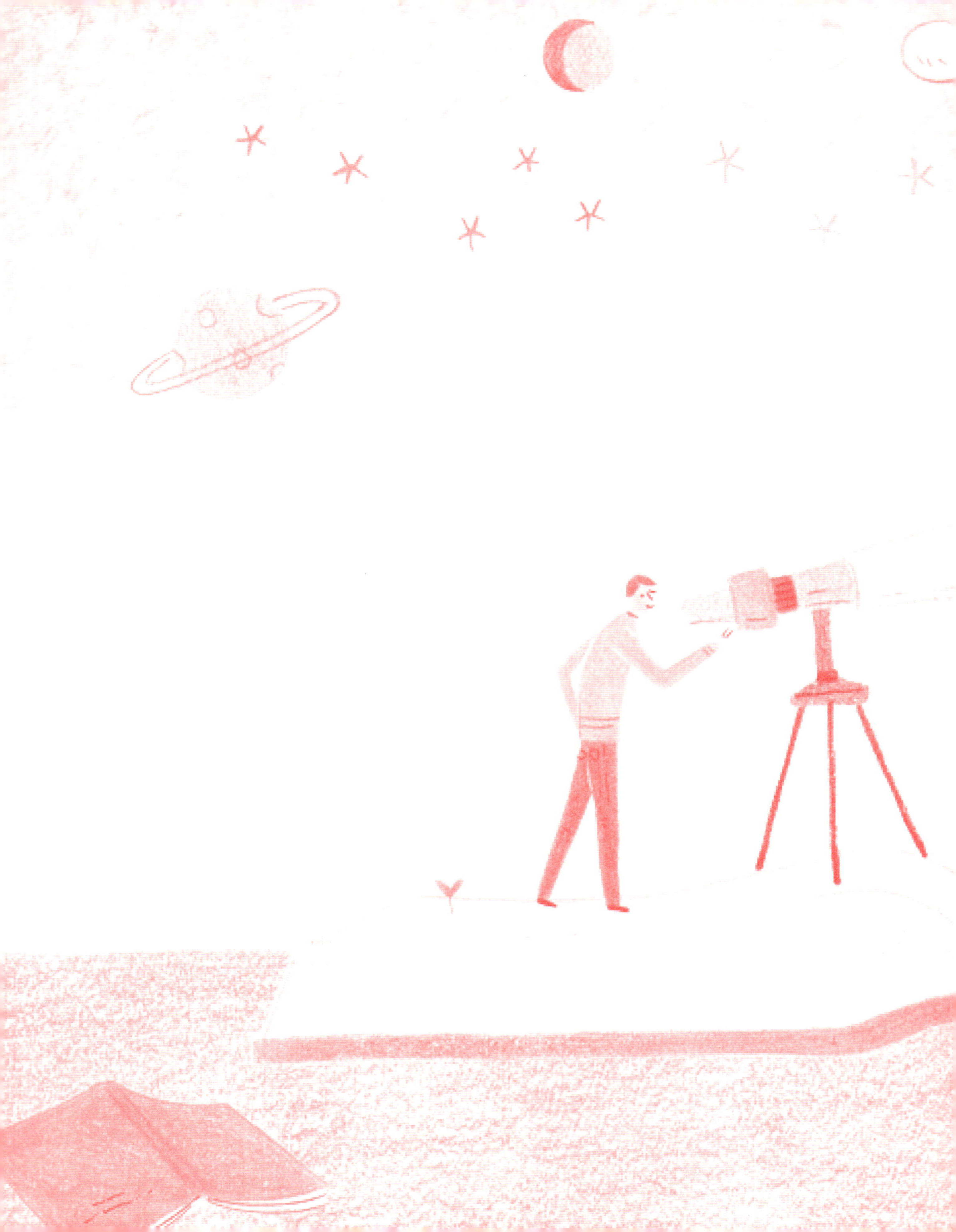

4장

학교 생활
도시락 냄새 나는 교실, 그 시절 학교

20 초등(국민)학교 입학식

떨림과 설렘이 가득한 첫날

왼쪽 가슴에 손수건과 이름표를 단 채,
일렬로 서서 선생님의 말씀을 듣던 어린 시절의 나.
코흘리개 친구들과 함께 낯선 교정에 발을 들이며,
책가방보다 더 무거운 설렘과 긴장을 안고 있었습니다.
'오늘부터 1학년'이라는 말이 어쩐지 뿌듯하고 자랑스러웠던 날.
그 순간의 떨림은 지금도 마음속에 또렷하게 남아 있습니다.

- 나의 기억을 적어보세요 -

초등(국민)학교 입학식 날, 어색하면서도 설레던 그 순간 기억나시나요?
첫 교실, 첫 친구, 떨렸던 마음을 적어보세요.

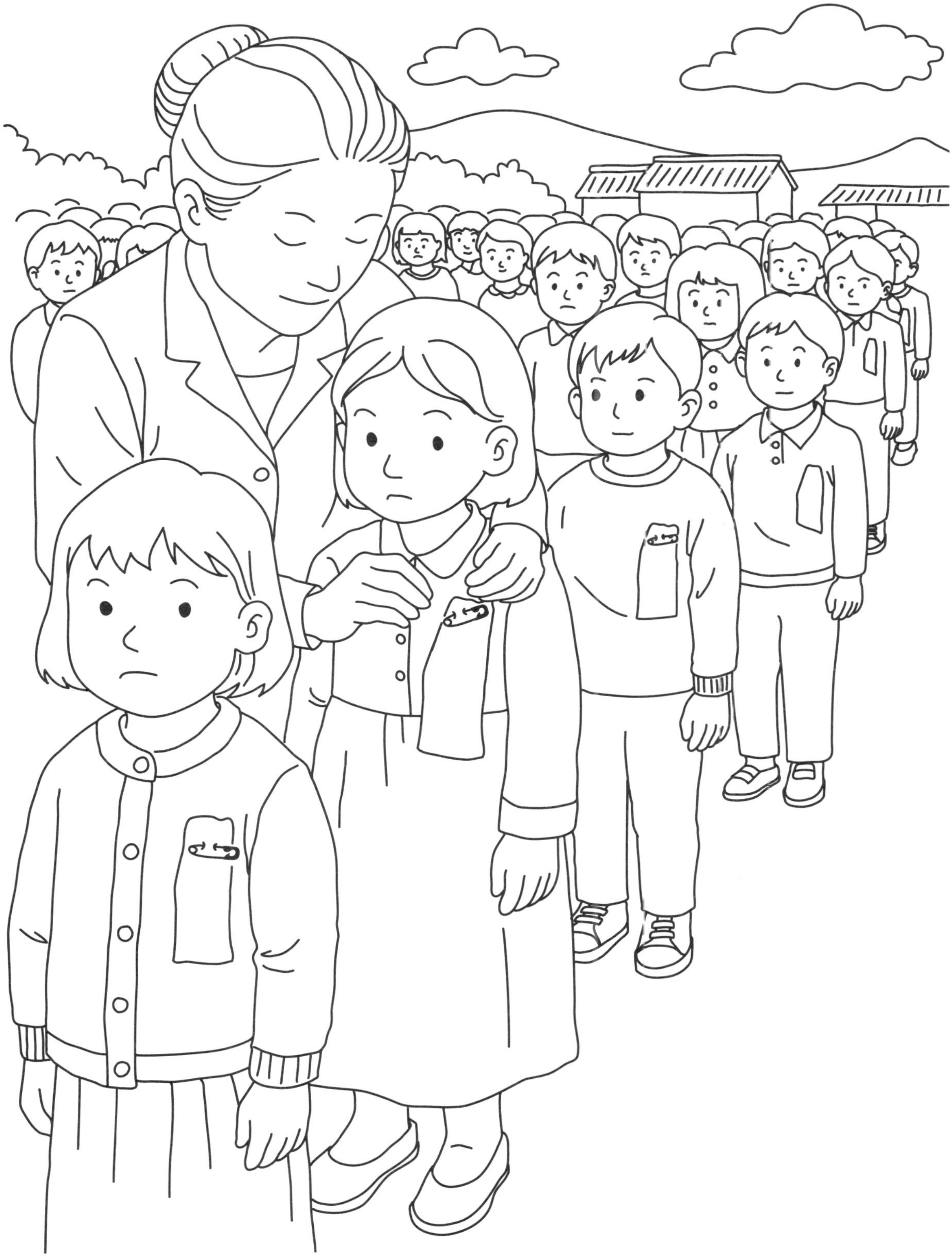

21 운동장 조회

길었던 교장 선생님의 훈화

월요일 아침이면 운동장에 반별로 나가 줄을 섰습니다.
손을 앞으로 뻗어 간격을 맞추고, 선생님의 지시에 따라 조용히 섰지요.
햇살은 눈 부셨고, 흙먼지는 발끝에서 피어올랐습니다.
교장 선생님의 말씀이 길어질수록 다들 가만히 서 있기 힘들었지만,
서로 눈을 마주치면 피식 웃음이 나던 그 시간.
그 조회 시간마저도 지금은 그리운 추억이 되었습니다.

- 나의 기억을 적어보세요 -

운동장 조회 시간, 교장 선생님의 긴 말씀과 추위가 기억나시나요?
그때의 아침 풍경을 적어보세요.

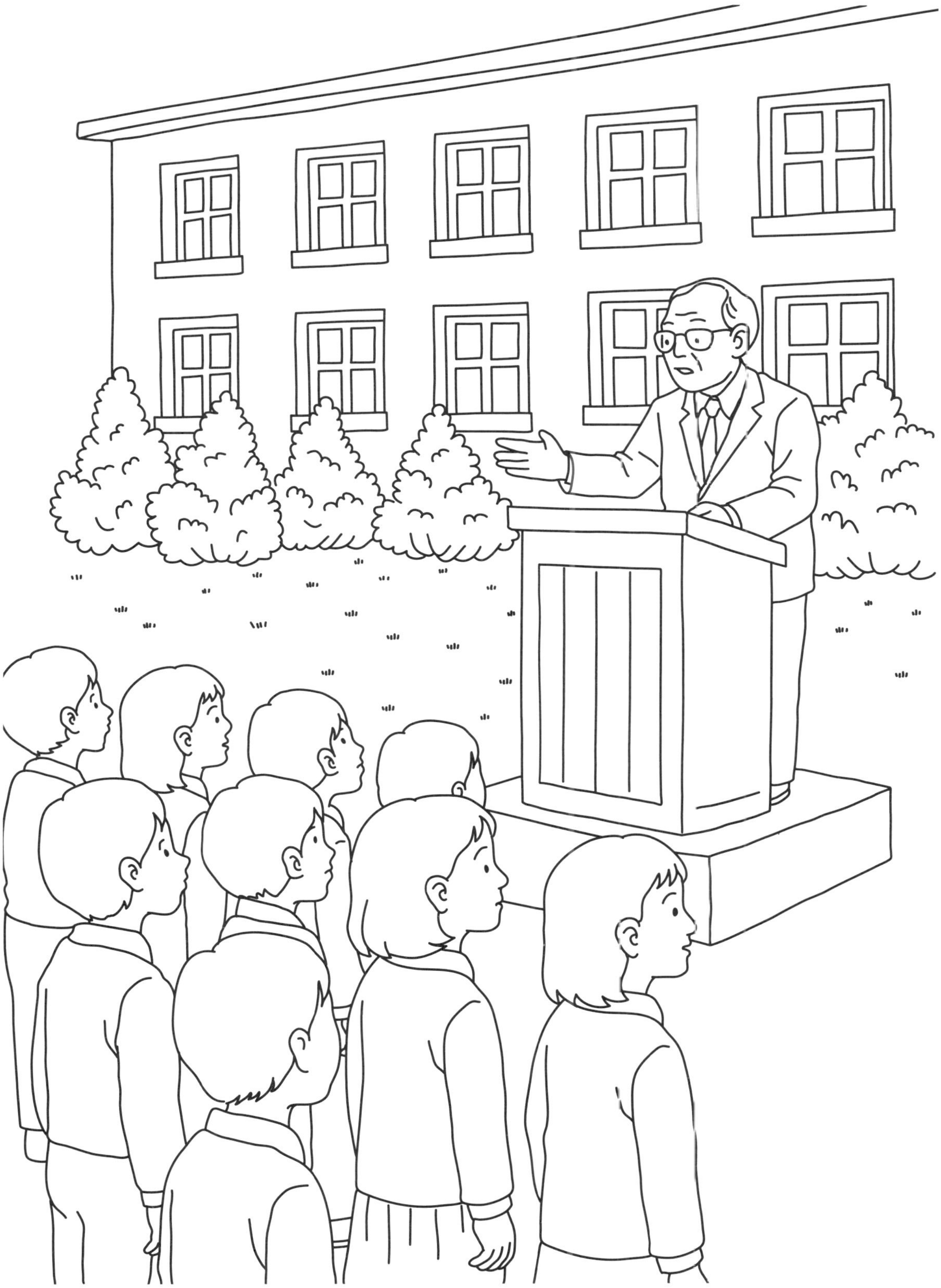

22 양은 도시락 데우기

난로 위 눌은밥 냄새

겨울이면 난로 위에 줄지어 놓은 도시락 뚜껑들.
눌어붙은 밥이 노릇노릇 구워져 퍼지는 고소한 냄새.
서로의 반찬을 구경하며 웃던 그 점심시간의 풍경.
그 따뜻했던 점심시간이 지금도 그립습니다.

- 나의 기억을 적어보세요 -

난로 위에 데우던 도시락 냄새, 기억나시나요?
친구들과 나눠 먹던 반찬과 점심시간의 풍경을 적어보세요.

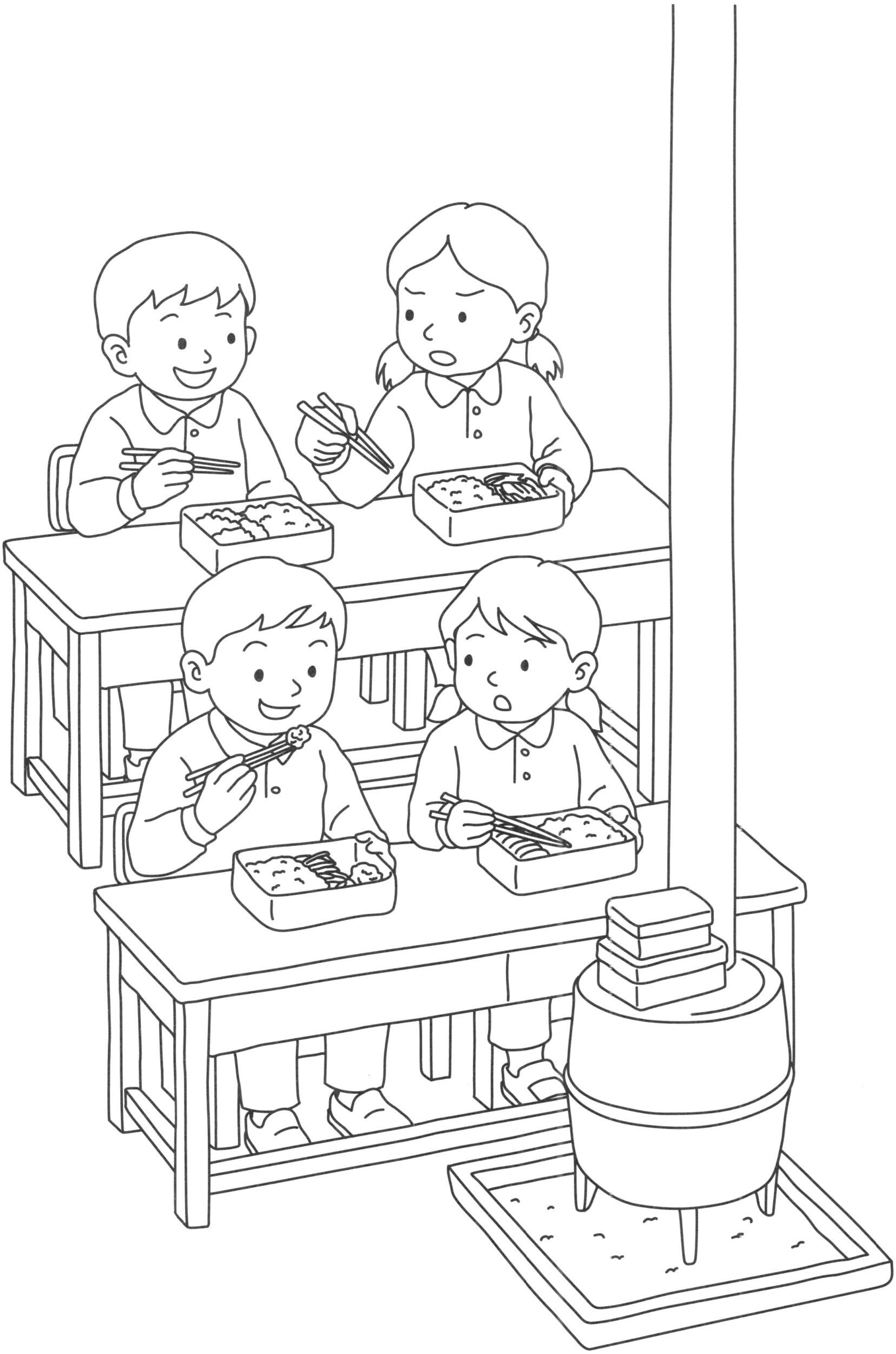

23 칠판과 분필

사각사각 써 내려가던 하얀 글씨

까만 칠판 위에 사각사각 써 내려가던 선생님의 글씨.
교탁 앞에 나가 문제를 풀던 순간엔 손끝이 떨리기도 했지요.
수업이 끝나면 분필 가루 묻은 칠판을 닦으며 장난치던
친구들 모습도 선합니다.
그 시절 교실의 풍경은 지금도 선명히 기억 속에 남아 있습니다.

- 나의 기억을 적어보세요 -

칠판 위 하얀 분필 글씨, 떠오르시나요?
가장 기억에 남는 선생님은 누구셨나요? 그분과의 추억을 적어보세요.

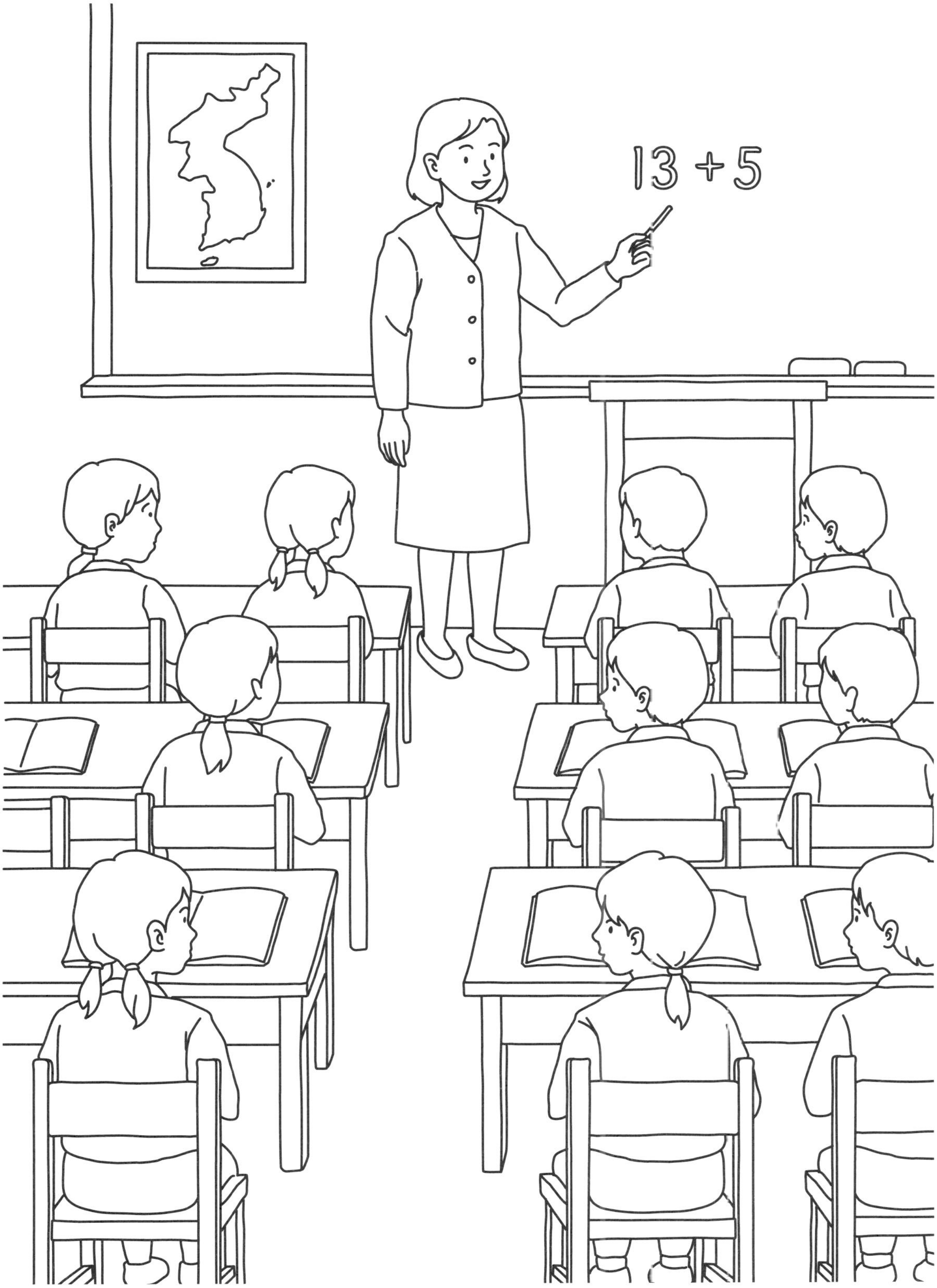
13 + 5

24 풍금 반주

교실에 울려 퍼지던 선율

교실 한쪽에 놓인 풍금에서 흘러나오던 선율.
선생님이 페달을 밟고, 손끝으로 건반을 누르면
아이들은 숨을 고르고, 노래를 시작했지요.
'고향의 봄', '반달', '산토끼' 같은 노래들이 교실 가득 퍼지던 시간.
풍금 소리에 맞춰 부르던 그 멜로디는 지금도 가끔 흥얼거리게 됩니다.

- 나의 기억을 적어보세요 -

풍금 소리 따라 부르던 노래, 기억하시나요?
그때 불렀던 노래 중 아직도 흥얼거리게 되는 곡이 있다면 적어보세요.

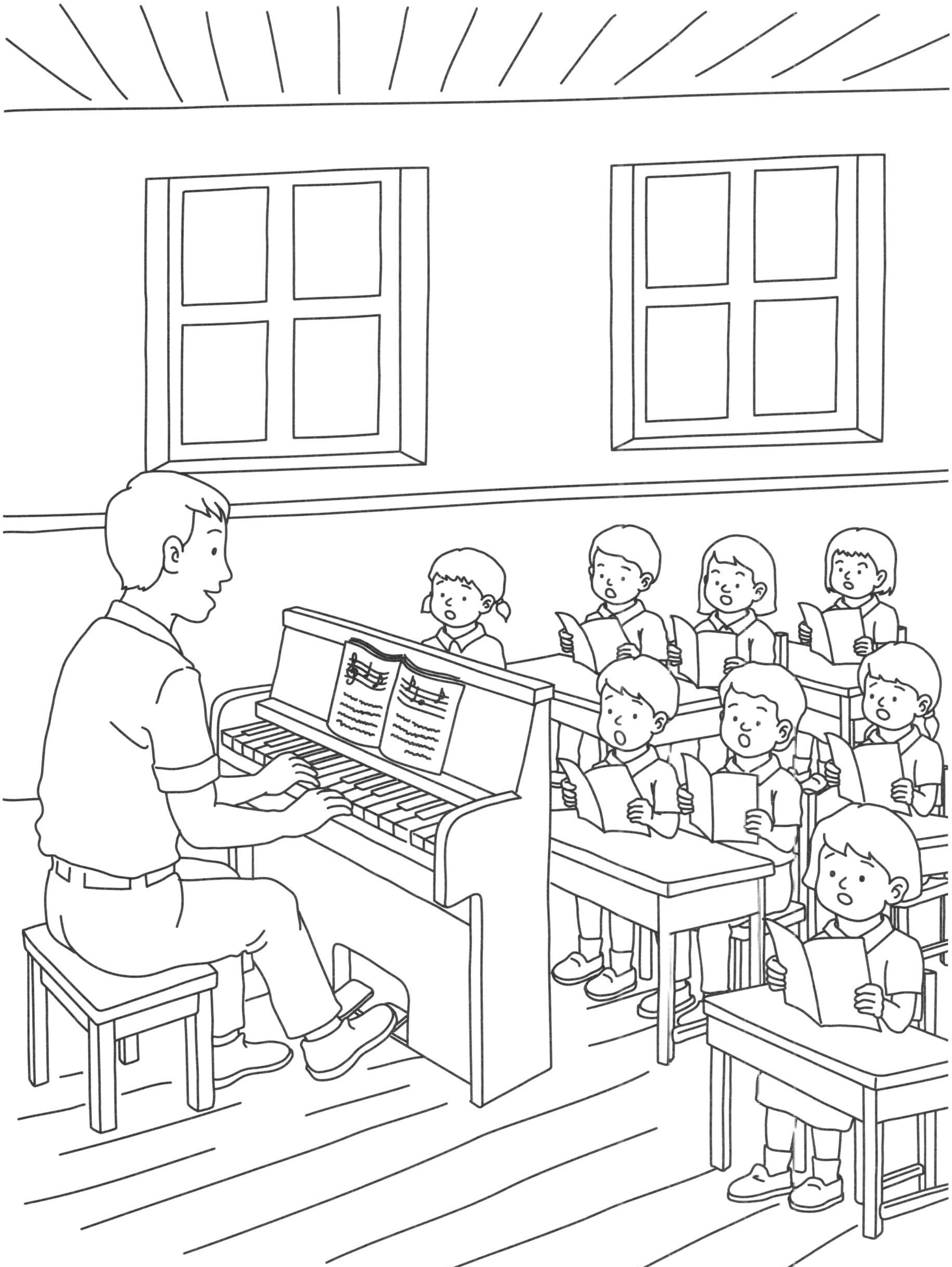

25 운동회

온 동네가 함께한 축제

운동회는 온 동네가 함께 웃고 응원하던 축제 같은 날이었습니다.
운동장에는 만국기가 펄럭이고, 아이들은 종일 들뜬 얼굴로 뛰어다녔지요.
줄다리기나 계주 같은 경기에 온 마을이 들썩이고,
응원 소리와 웃음소리가 가을 하늘을 가득 메웠습니다.
그날의 환호와 설렘은 지금도 마음속 깊이 남아 있습니다.

- 나의 기억을 적어보세요 -

운동회 날, 운동장 가득한 응원 소리와 흙먼지가 기억나시나요?
기억에 남는 운동회 경기나 가족과 함께했던 장면을 적어보세요.

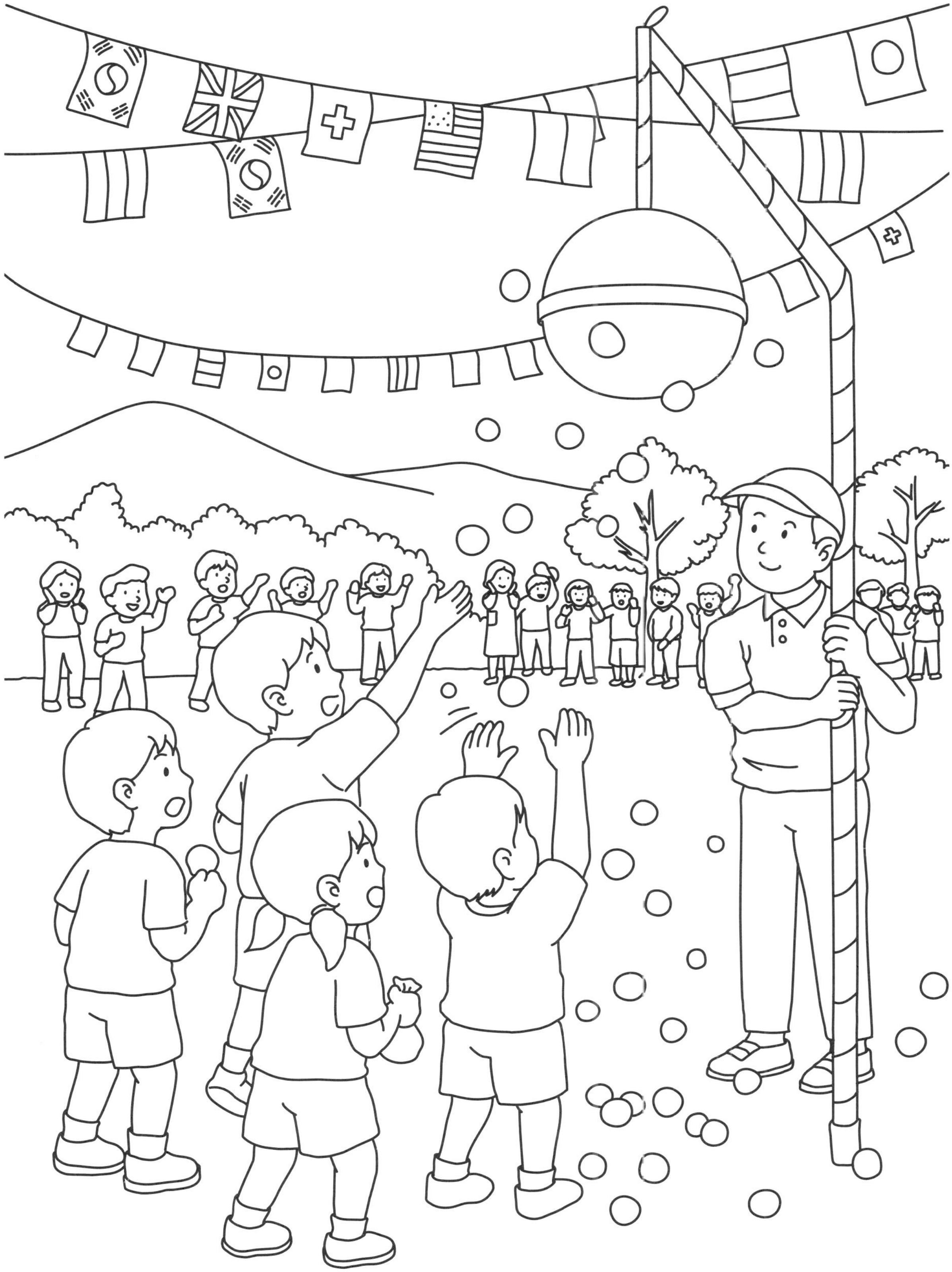

26 졸업식

6년의 마지막 날

친구들과 나란히 서서 찍었던 졸업사진.
머리를 곱게 빗고 정성스레 차려입은 그날의 설렘과 아쉬움.
함께한 친구들과의 이별에 눈물이 나기도 했지만,
새로운 학교에 대한 기대감으로 가슴이 설레기도 했던 특별한 하루.
졸업장을 받으며 어른이 된 듯 뿌듯했던 순간이 아직도 기억납니다.

- 나의 기억을 적어보세요 -

졸업식의 설렘과 아쉬움이 그립지 않으신가요?
친구들과 함께했던 졸업식의 기억을 적어보세요.

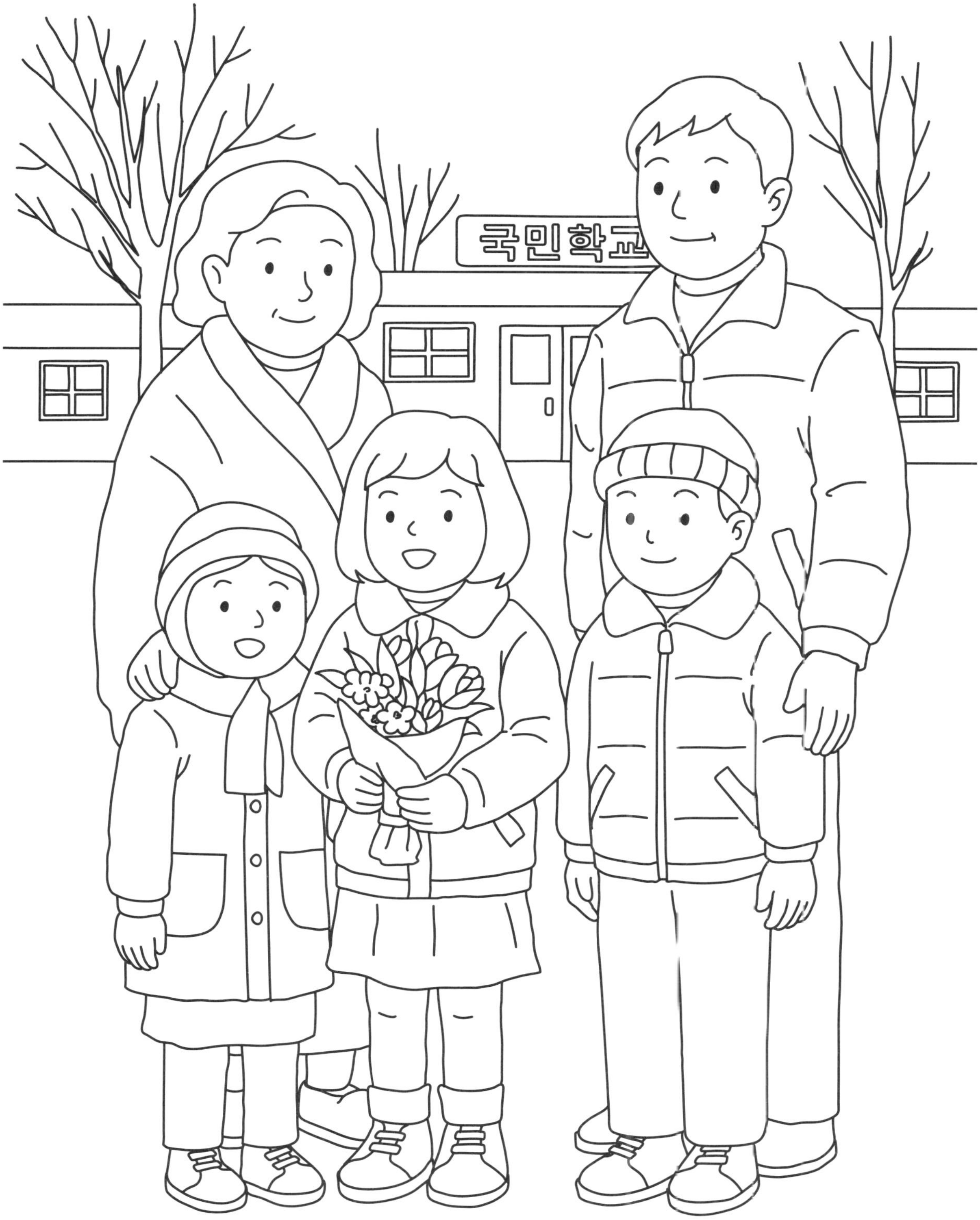
국민학교

5장

마을 모습

정겨운 마을, 온 동네가 가족이던 시절

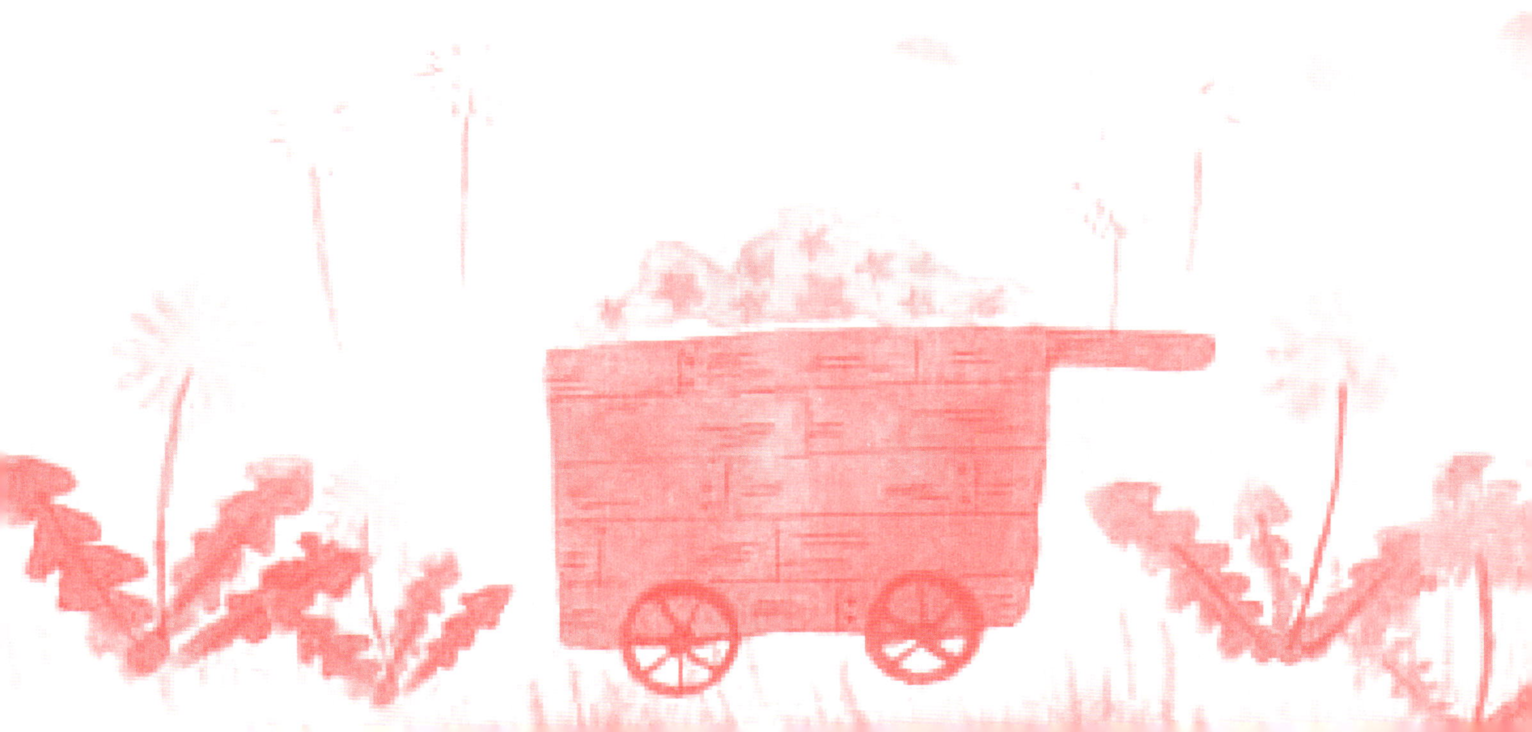

27 오일장 구경

소 끌고 온 농부와 좌판의 활기

5일마다 열리던 장날이면 마을은 온통 활기로 가득했습니다.
소를 끌고 나온 농부들과 좌판에 펼쳐진 온갖 물건들,
엄마 손을 잡고, 시장을 돌아다니며 이것저것 구경했습니다.
흥정하는 소리와 웃음소리가 어우러져 장터는 늘 북적였습니다.
장날은 우리 마을에 작은 축제 같은 날이었습니다.

- 나의 기억을 적어보세요 -

오일장 풍경 속 북적임, 기억하시나요?
장날의 활기와 소리, 냄새를 떠올려보세요.

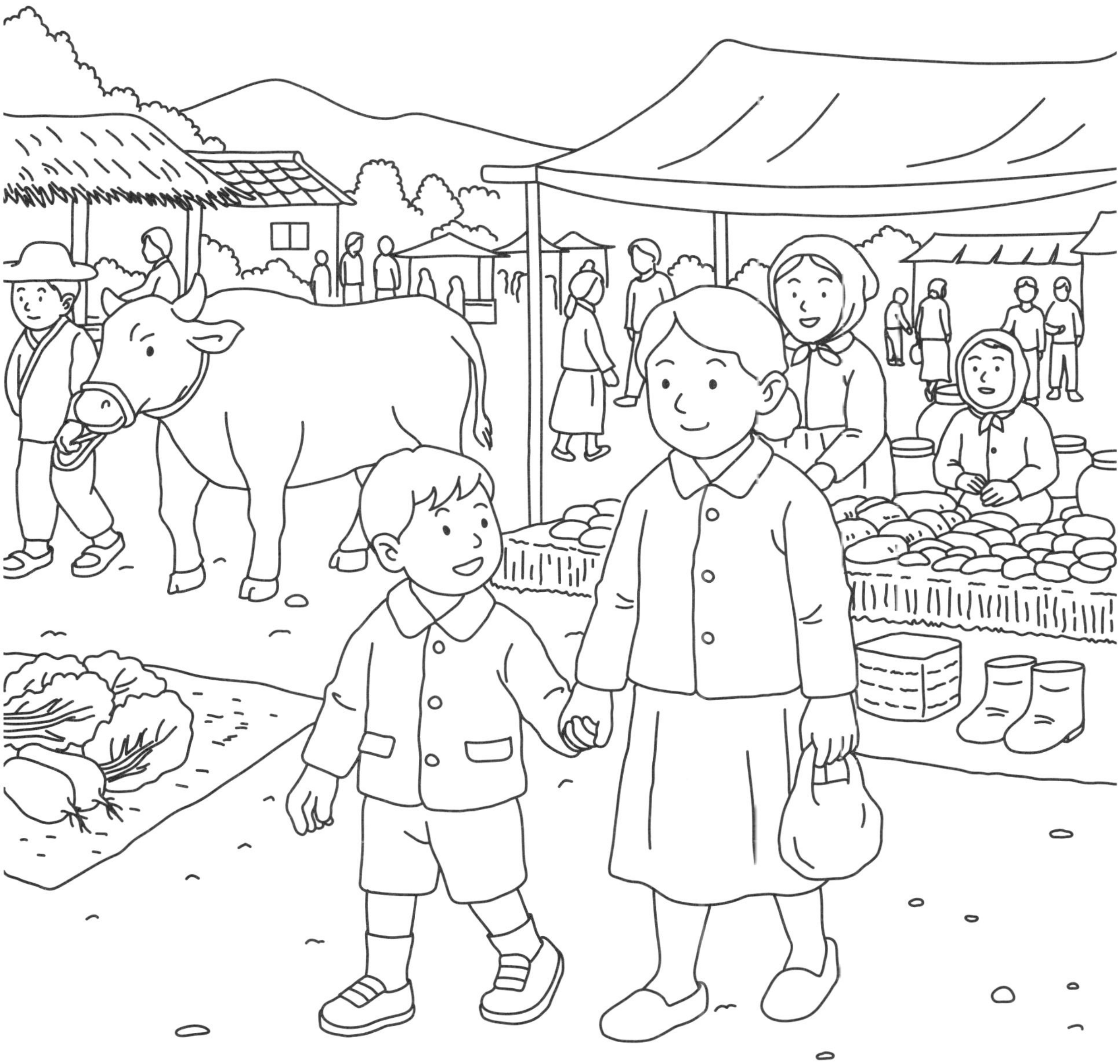

28 달고나 뽑기

바늘 끝에 걸린 달콤한 긴장감

골목 어귀에 앉아 달고나를 손에 쥐고 바늘을 들던 순간이 떠오릅니다.
작은 별이나 하트를 깨지지 않게 도려내려고 숨을 죽였지요.
깨지기라도 하면 괜히 억울해 눈물이 핑 돌기도 했습니다.
입 안 가득 퍼지던 달콤한 설탕 맛은 그 시절의 보상이었습니다.
달고나 뽑기는 놀이이자, 아이들만의 진지한 도전이었습니다.

- 나의 기억을 적어보세요 -

어릴 적 달고나를 포함해 자주 먹던 간식이 있으셨나요?
그 시절 입안에 남았던 맛과 기억을 적어보세요.

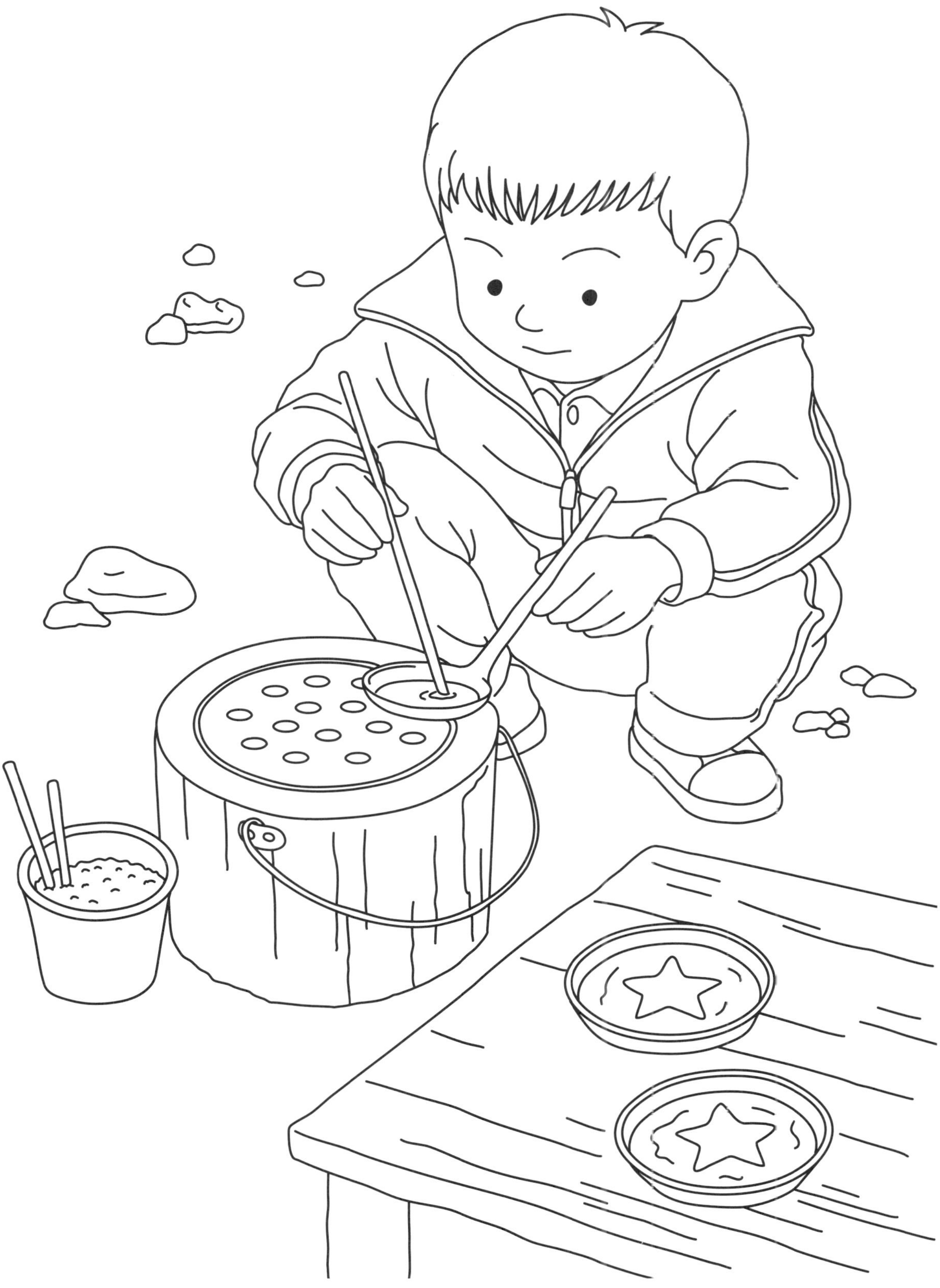

29 뻥튀기 아저씨

'뻥!' 소리에 깜짝 놀란 아이들

"자~ 귀 막아주세요, 뻥 합니다요~ 뻥이요~"
아저씨의 외침에 골목이 들썩였습니다.
아이들은 두 손으로 귀를 막고, 설렘 가득한 눈으로 기계를 바라보았지요.
'뻥!' 하는 소리와 함께 하얀 뻥튀기가 쏟아져 나오면,
모두가 환호성을 질렀습니다.
뻥튀기 아저씨는 소리와 냄새로 마을을 들뜨게 하던
반가운 손님이었습니다.

- 나의 기억을 적어보세요 -

'뻥!' 소리에 깜짝 놀랐던 추억, 기억하시나요?
뻥튀기 아저씨가 오시던 날의 설렘과 기억을 적어보세요.

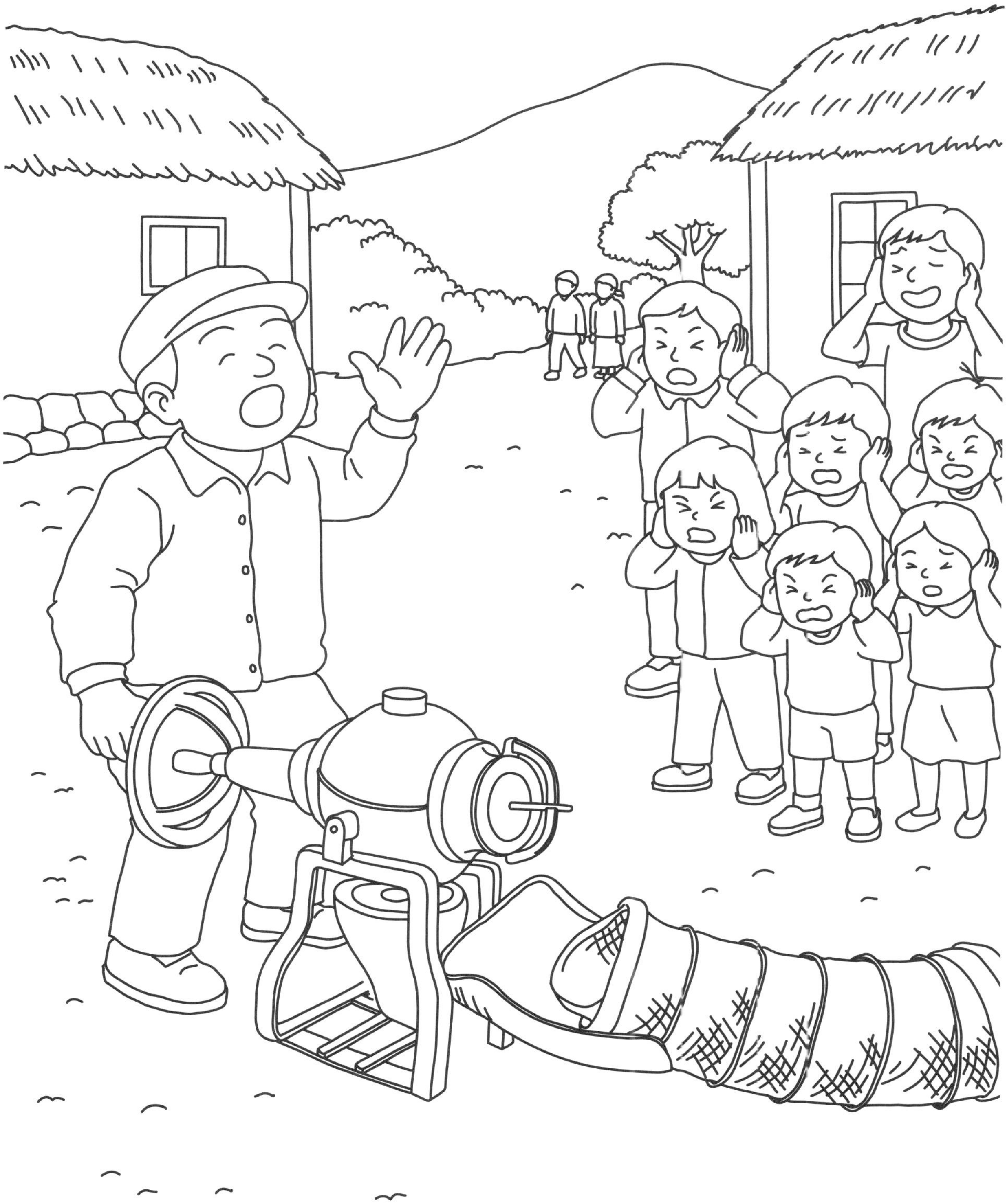

30 엿장수의 외침

골목에 울려 퍼진 "엿~사려!"

"엿~ 사려!" 외치며 엿가위를 쩔꺽쩔꺽 치는 소리에
집 안에 있던 아이들은 구멍 난 냄비나 빈 병을 들고 뛰쳐나왔습니다.
낡고 쓸모없어진 살림살이도 엿 한 토막으로 바꿀 수 있었던 시절.
아저씨는 커다란 가위로 엿을 똑똑 잘라주셨지만,
그 양은 정말 엿장수 마음대로였지요.
입에 달라붙던 그 달콤한 맛은 오래오래 씹고 싶은 행복이었습니다.

- 나의 기억을 적어보세요 -

엿을 얻기 위해 집 안을 뛰쳐나간 날이 있으신가요?
그때 들고 나간 물건과 손에 쥔 엿 한 조각의 기억을 떠올려 적어보세요.

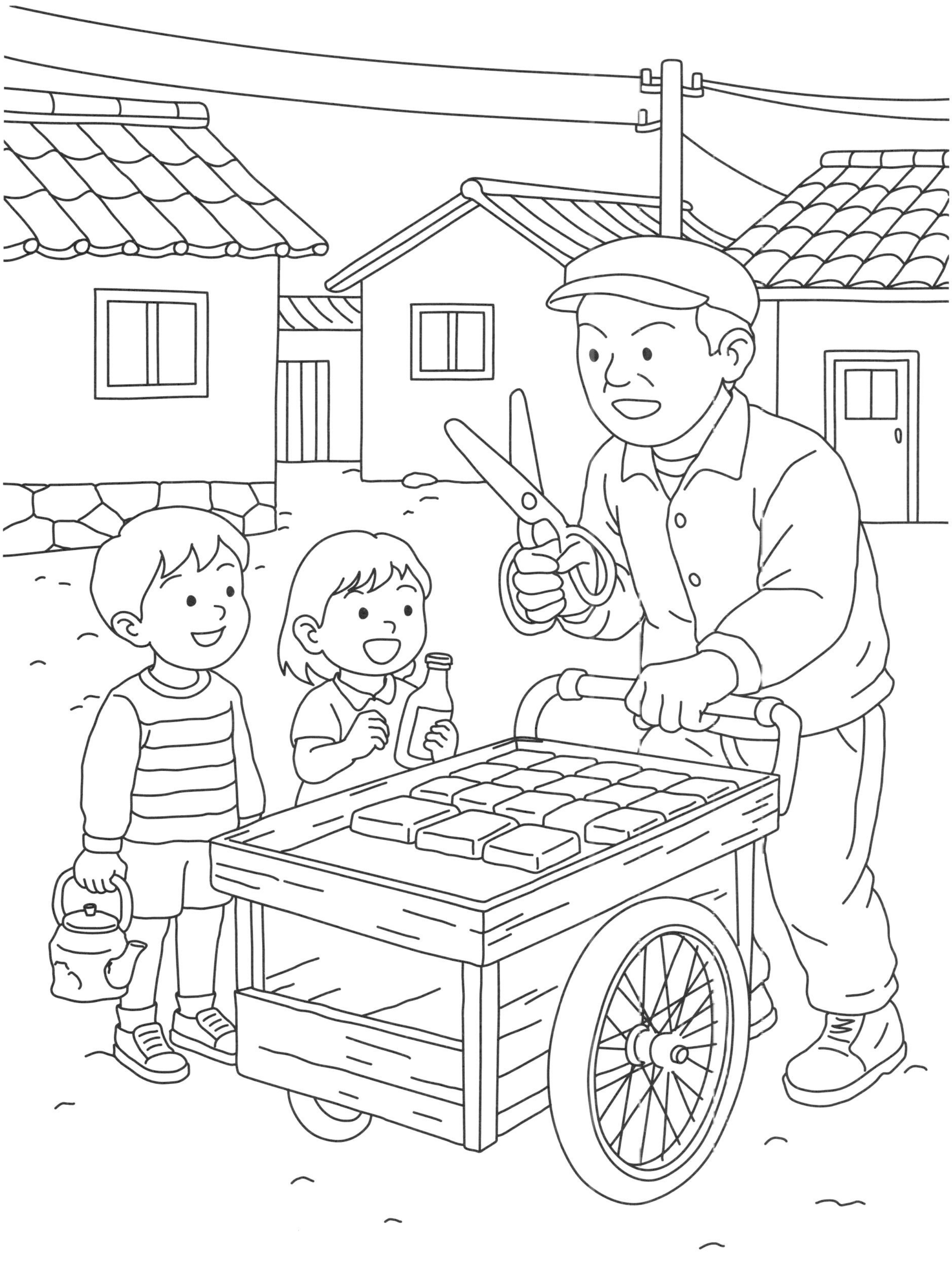

31 정자나무 그늘

할아버지들의 바둑과 아이들의 뛰노는 소리

정자나무 그늘에, 바람이 솔솔 불던 그날들이 떠오릅니다.
할아버지들은 마주 앉아 바둑알을 놓으며 조용히 수를 읽으셨지요.
그 곁에서 아이들은 공기놀이하거나 숨바꼭질하며 뛰어다녔습니다.
나무 그늘과 사람들의 웃음소리가 뒤섞이던 그 마당은
마을에서 가장 평화롭고 따뜻한 쉼터였습니다.

- 나의 기억을 적어보세요 -

정자나무 그늘에, 여유로운 오후가 기억나시나요?
바둑 두던 어른들과 뛰놀던 아이들의 모습을 떠올려 적어보세요.

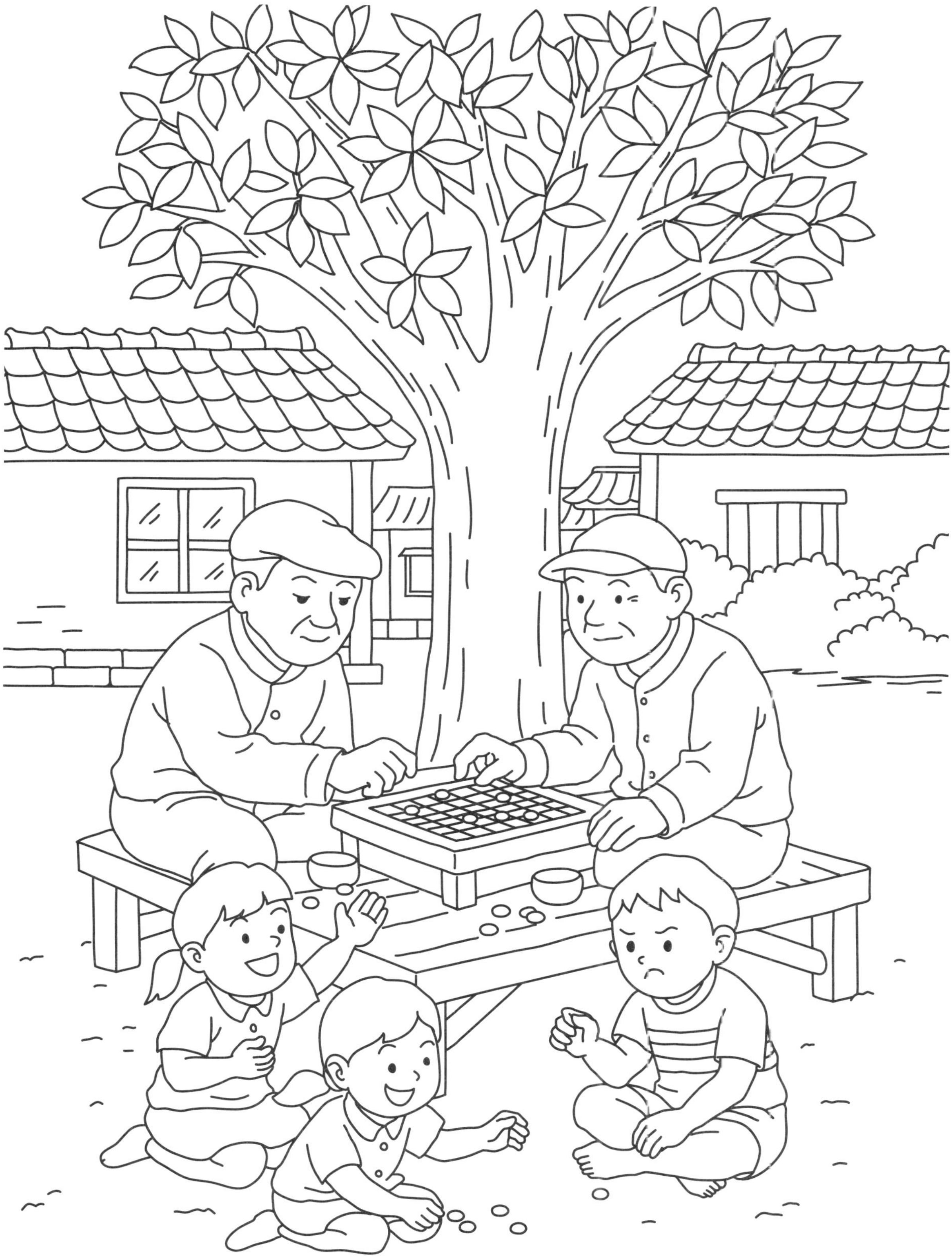

32 자전거 탄 우체부

따르릉 종소리 울리며 오던 편지 소식

골목 끝에서 들려오던 자전거 종소리에 마음이 먼저 달려갔습니다.
우체부 아저씨는 어깨에 커다란 가방을 메고 편지를 전해주셨지요.
누구에게 편지가 왔는지 문 앞에서 기다리던 시간이 생각납니다.
조심스레 뜯은 봉투 속 한 줄의 손 편지가 하루를 환하게 밝혔습니다.
그 시절 편지는 마음을 전하는 가장 따뜻한 소식이었습니다.

- 나의 기억을 적어보세요 -

자전거 종소리와 함께 오던 우체부 아저씨, 기억나시나요?
우체부 아저씨로부터 받았던 편지 중 지금도 기억에 남는 편지가 있다면 적어보세요.

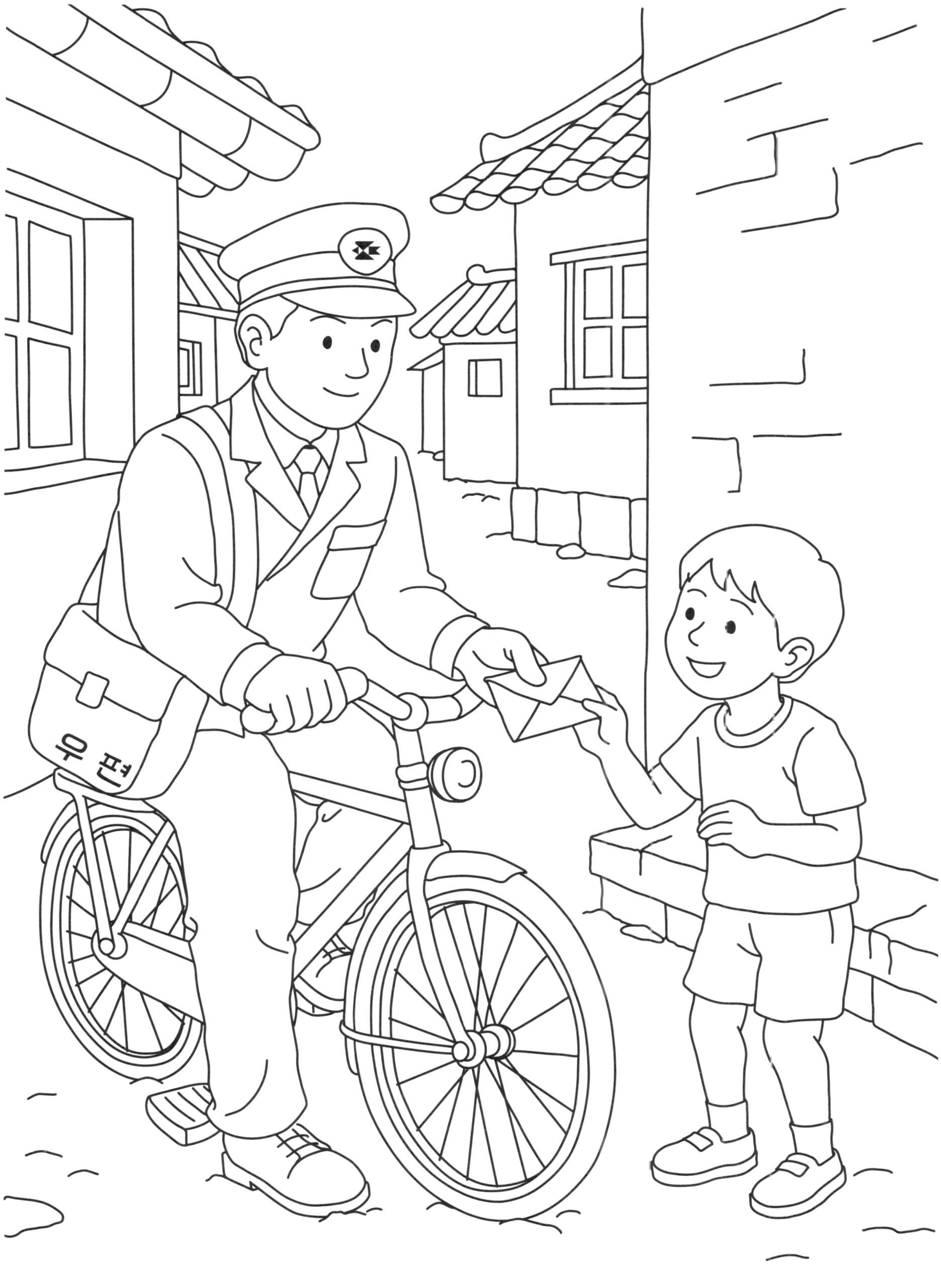
우편

33 동네 텔레비전

흑백 화면 앞에 모인 사람들

마을에 텔레비전이 있는 집 앞으로 저녁이면
사람들이 하나둘 모여들었습니다.
작은 흑백 화면을 둘러싸고 옹기종기 앉아 함께 웃고 울던 그 시간들.
연속극이 나오면 모두가 숨을 죽이고 지켜보았고,
주인공이 울면 함께 눈물을 흘렸지요.
채널을 돌릴 때마다 나오는 지직거리는 소리조차 정겨웠습니다.
그 작은 화면 속 세상이 온 마을 사람들을 하나로
묶어주던 소중한 시간이었습니다.

- 나의 기억을 적어보세요 -

동네에서 함께 텔레비전을 보던 기억이 있으신가요?
흑백 화면 앞에 모여 앉아 웃고 울던 그때의 추억을 적어보세요.

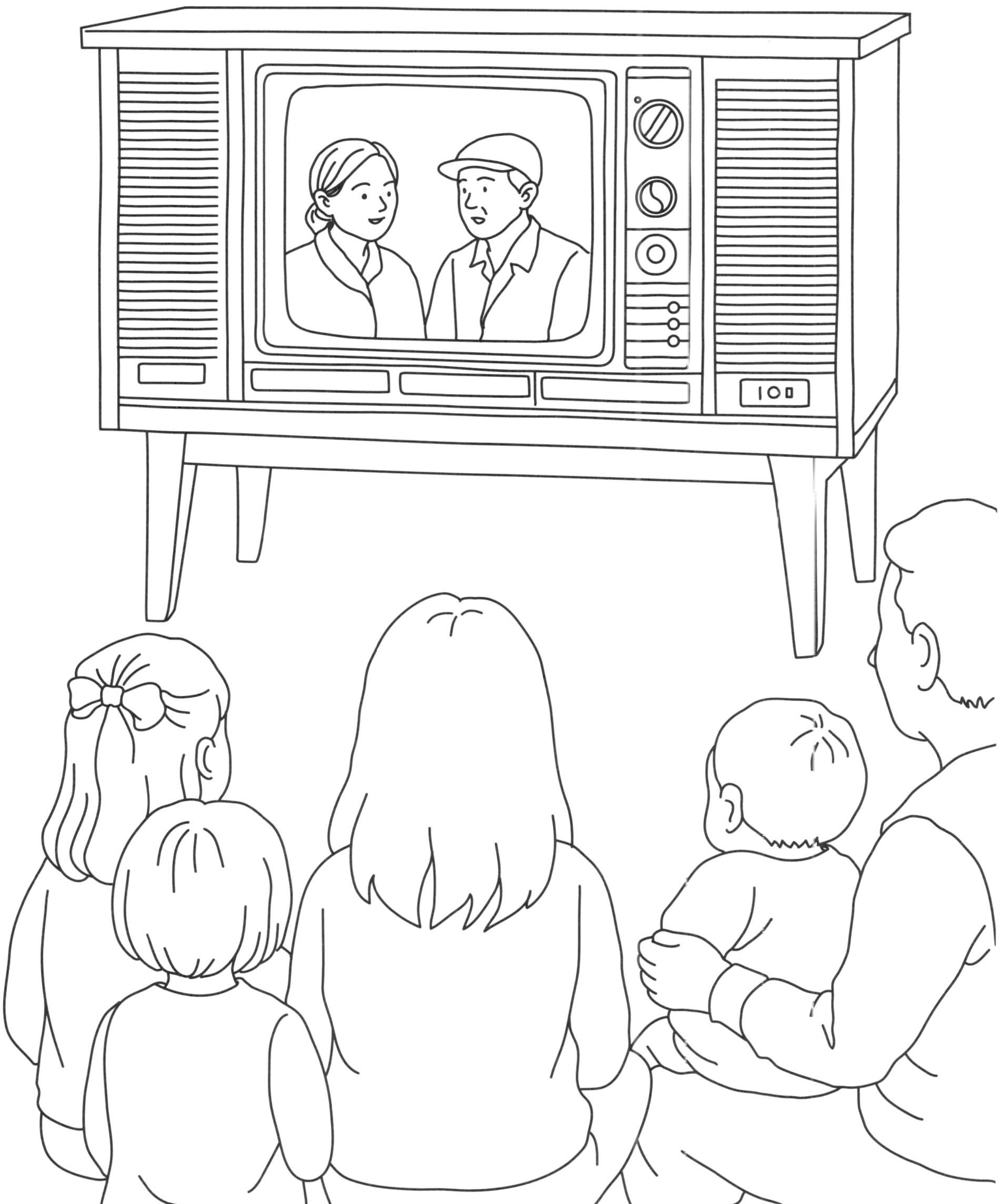

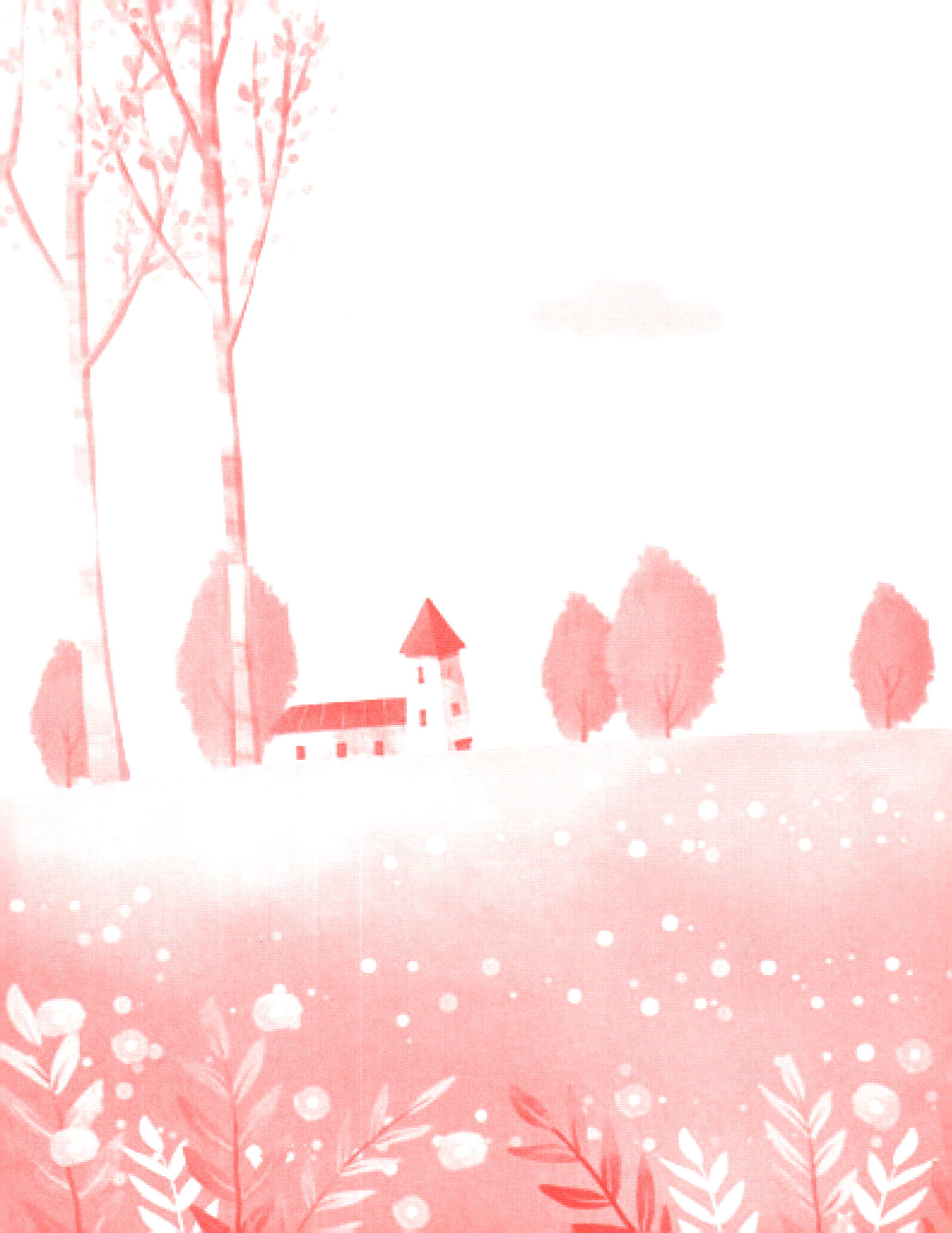

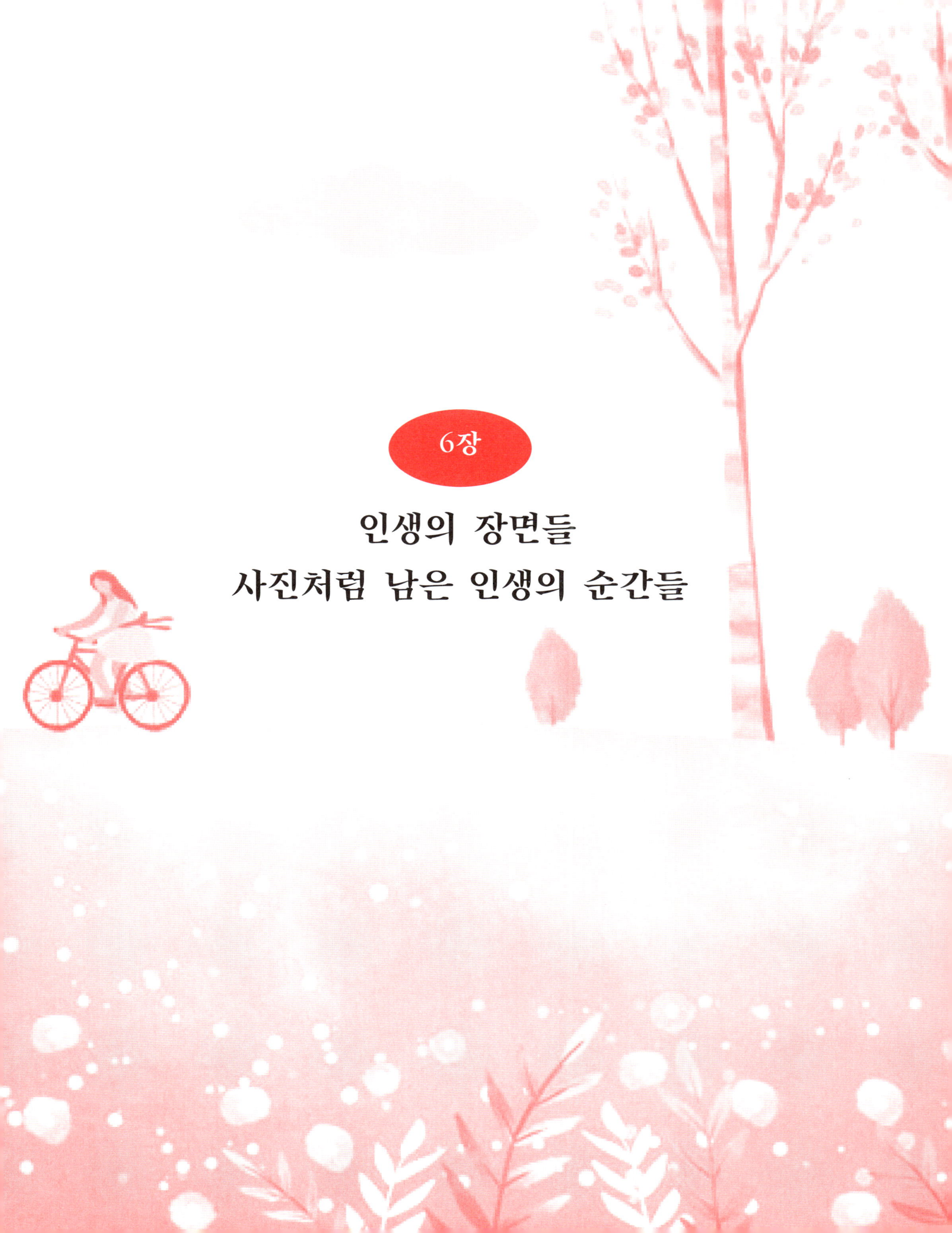

6장

인생의 장면들
사진처럼 남은 인생의 순간들

34 사진관 가족사진

특별한 날에만 찍던 소중한 기록

사진관에 가는 날은 특별했습니다.
온 가족이 정성껏 옷을 차려입고,
낯선 조명 아래에서 자세를 고쳐 잡았지요.
조심스레 렌즈를 바라보며 찍은 한 장의 사진에는
우리 가족의 시간과 마음이 고스란히 담겼습니다.
그 사진은 장식장 위에 오래도록 놓여,
그 시절의 따뜻한 기억을 조용히 지켜주었습니다.

- 나의 기억을 적어보세요 -

사진관에서 가족사진, 기억나시나요?
사진을 찍었던 기억 중 가장 특별했던 순간을 떠올려 적어보세요.

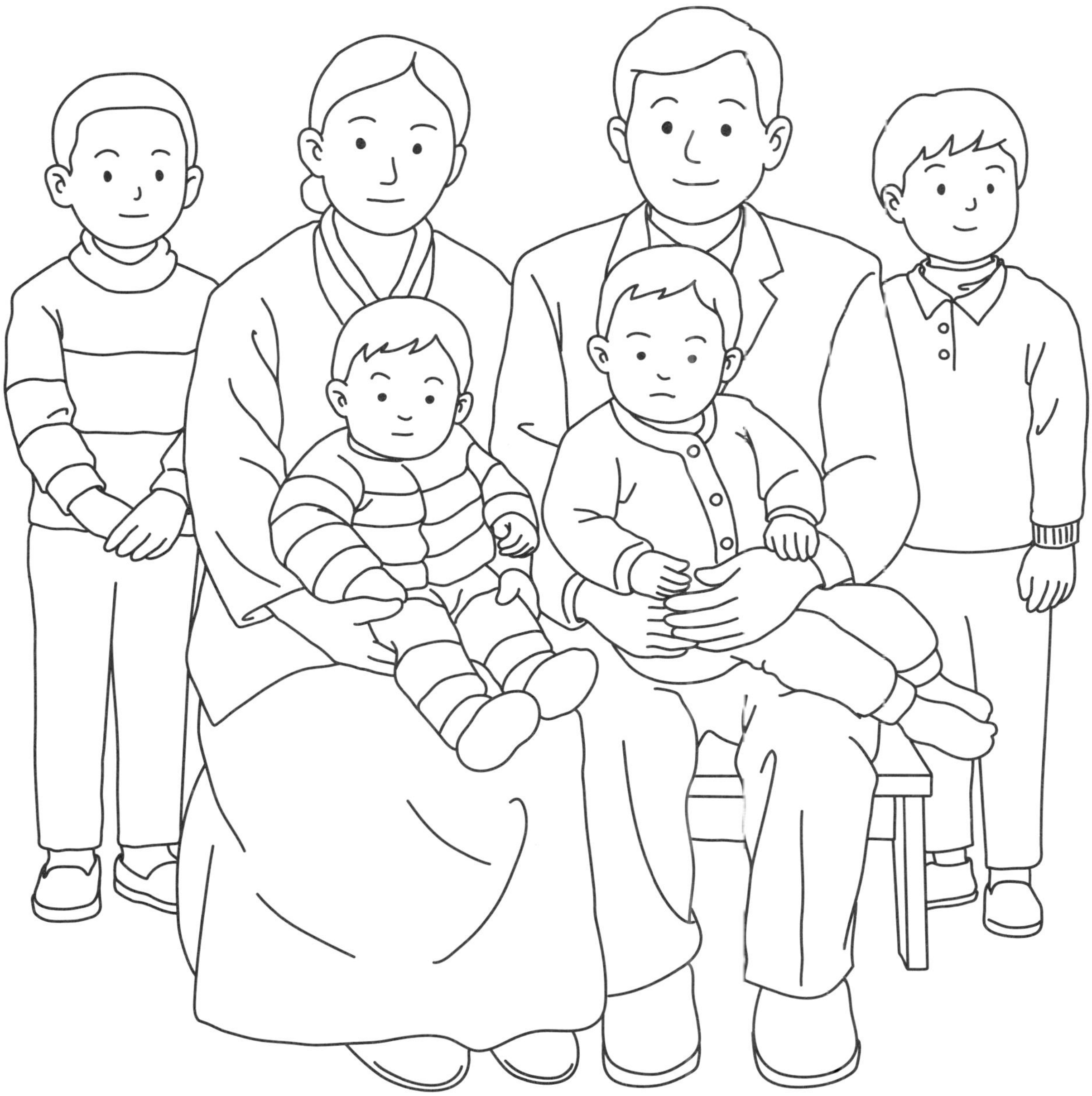

35 할머니 댁 가는 기차

부모님과 함께 탄 첫 기차

겨울 아침, 입김 사이로 북적이던 기차역.
덜컹이는 기차 안, 나는 엄마 무릎에 기대 창밖을 바라보았습니다.
보자기 속에서 꺼낸 삶은 계란의 따뜻함,
아버지의 "곧 할머니 댁이야"라는 말이 설렘처럼 가슴에 남았지요.
그 기차 한 칸엔 온 가족의 사랑이 조용히 함께 타고 있었습니다.

- 나의 기억을 적어보세요 -

부모님과 함께 기차를 타본 기억이 있으신가요?
그때 어디로 가셨고, 어떤 기분이었는지 적어보세요.

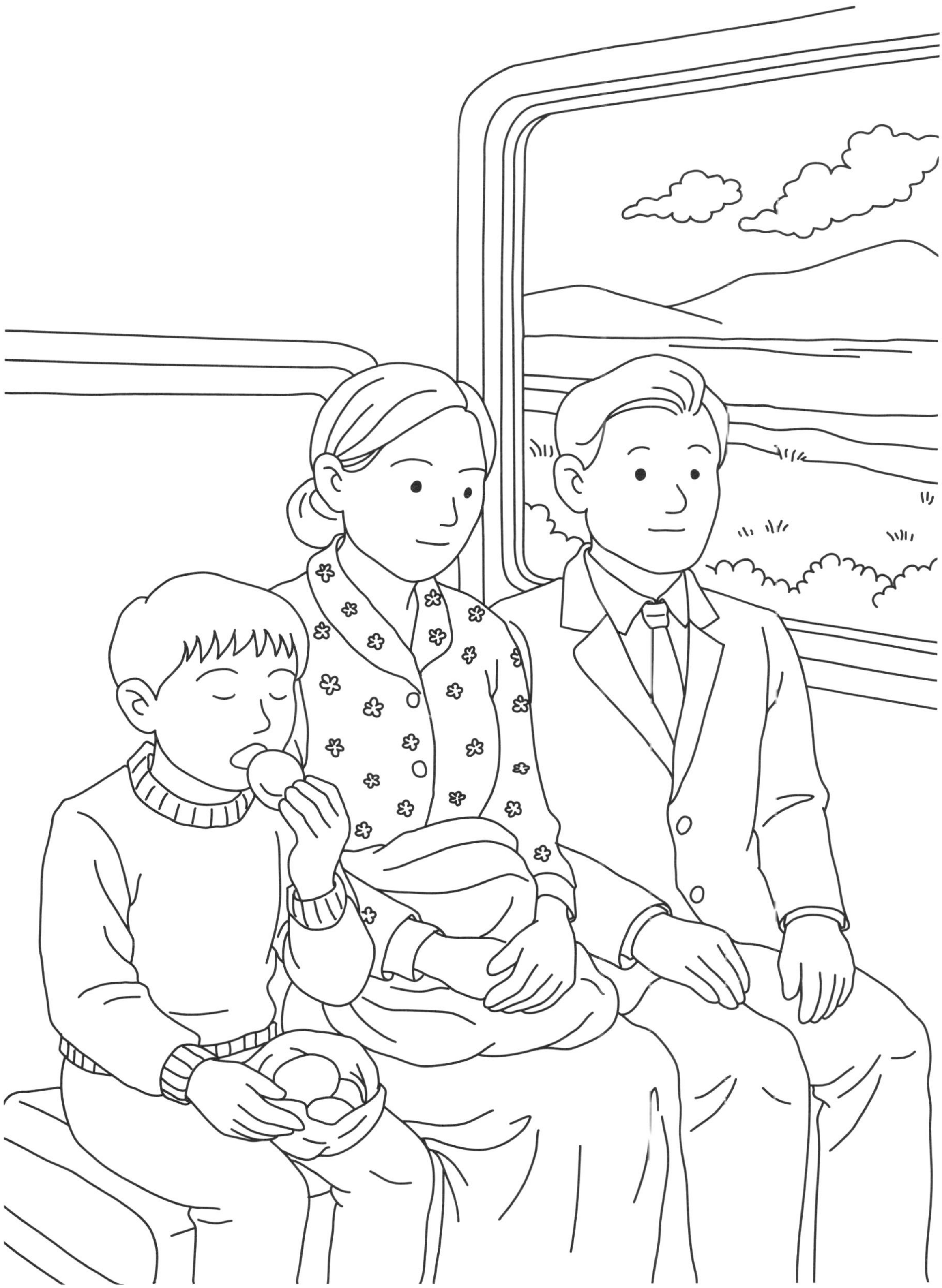

36 라디오 앞 가족

목소리로 연결되던 넓은 세상

저녁이면 라디오를 켜고 온 가족이 둘러앉았습니다.
낮익은 진행자의 목소리, 사연을 읽는 시간은 모두의 귀를 모았습니다.
그 작은 기계 속에서 음악이 흘러나오고, 세상의 소식이 전해졌습니다.
말소리 하나에도 웃고 울던 시간이 있었지요.
라디오는 우리 가족을 세상과 이어주던 따뜻한 친구였습니다.

- 나의 기억을 적어보세요 -

라디오 앞에 온 가족이 모였던 밤, 기억하시나요?
라디오로 들었던 프로그램 중 지금도 기억에 남는 방송이 있다면 적어보세요.

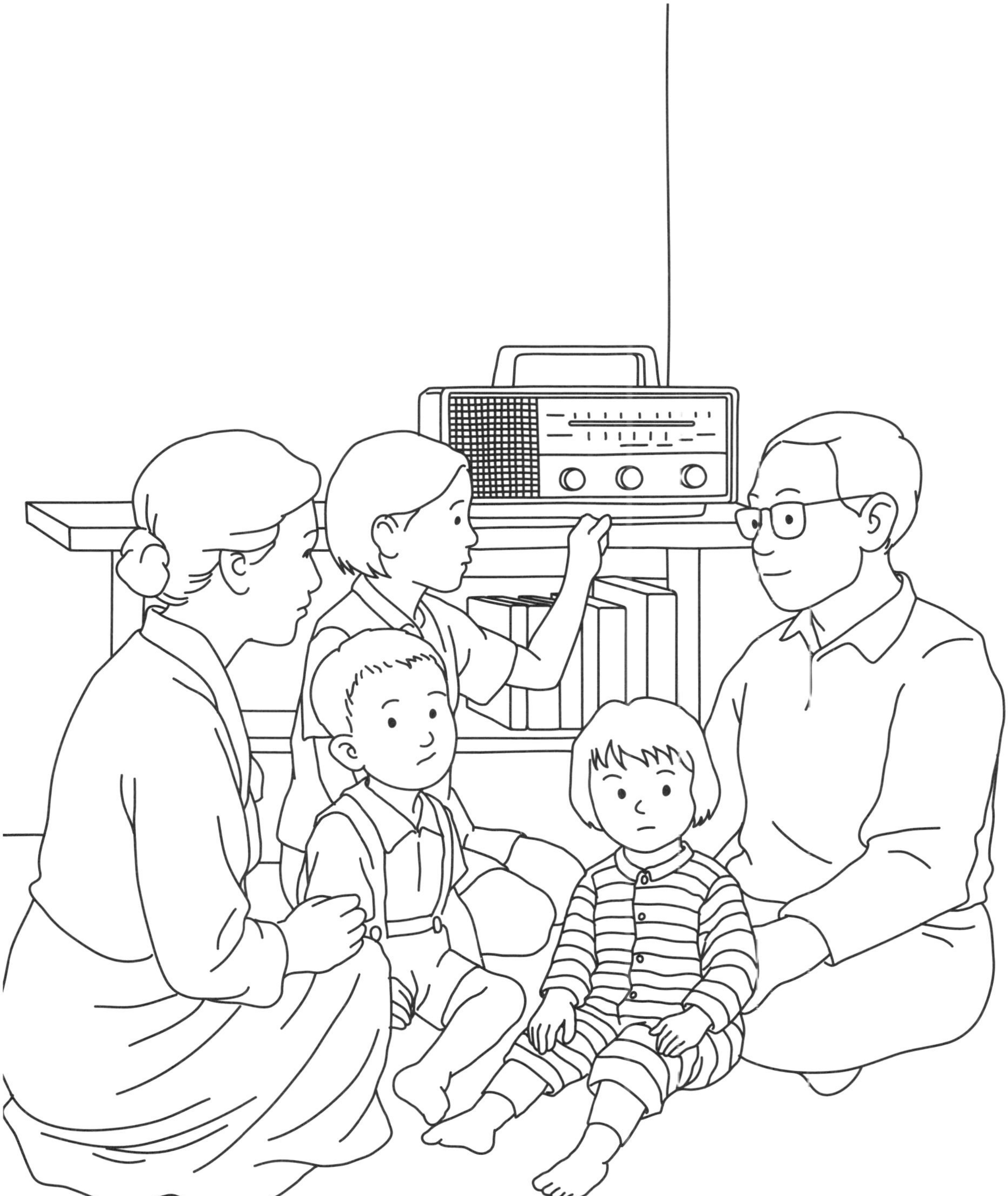

37 빨간 전화 박스

동전 하나로 전한 그리움

빨간 공중전화 박스 앞에 줄을 서서 기다리던 그 간절한 시간들.
동전을 넣고 다이얼을 돌려 멀리 있는 가족의 목소리를 들으려 했던 설렘.
"여보세요?" 하는 그 한마디에 담긴 그리움과 기쁨.
짧은 통화 시간 안에 하고 싶은 말을 다 전하려 애쓰던 마음.
전화 한 통으로 마음이 닿던, 따뜻한 순간이었습니다.

- 나의 기억을 적어보세요 -

공중전화를 사용해 보셨나요?
가장 기억에 남는 통화 상대는 누구였는지 적어보세요.

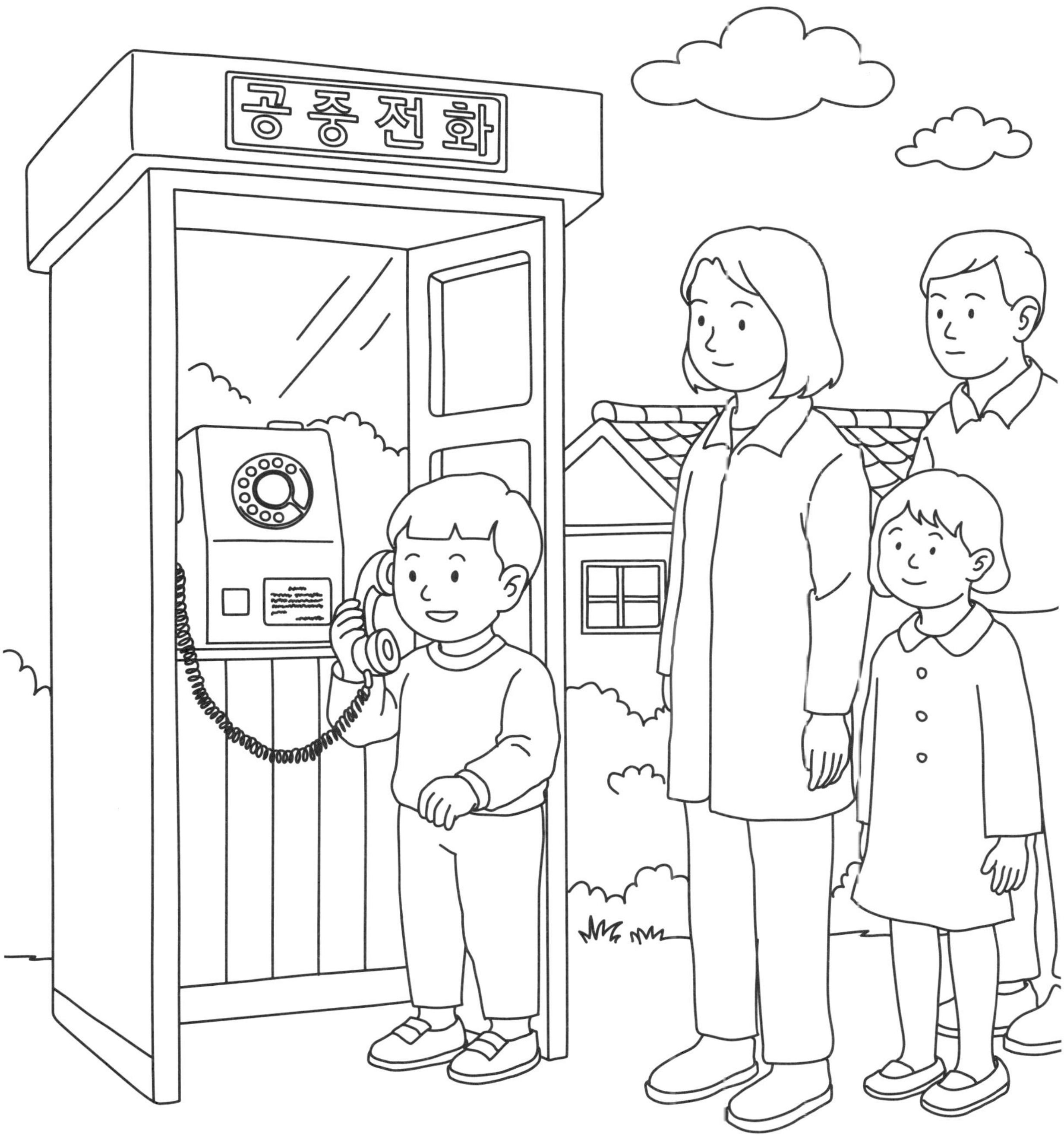
공중전화

38 극장 앞 포스터

손잡고 줄 서던 영화 데이트

화려한 영화 포스터 아래로 관객들의 줄이 길게 늘어서 있었습니다.
인기 영화를 보기 위해 몇 시간이고 기다리던 열정이 떠오릅니다.
손을 맞잡고 줄을 서며 나누던 이야기엔 설렘이 가득했습니다.
어두운 극장 안, 커다란 스크린 속 세상에 온전히 빠져들곤 했지요.
영화 한 편의 감동이 며칠을 따라다니던, 순수했던 시절이었습니다.

- 나의 기억을 적어보세요 -

극장 앞 영화 포스터와 줄 선 연인들, 기억나시나요?
영화를 보러 갈 때 함께 갔던 사람과 그날의 분위기를 적어보세요.

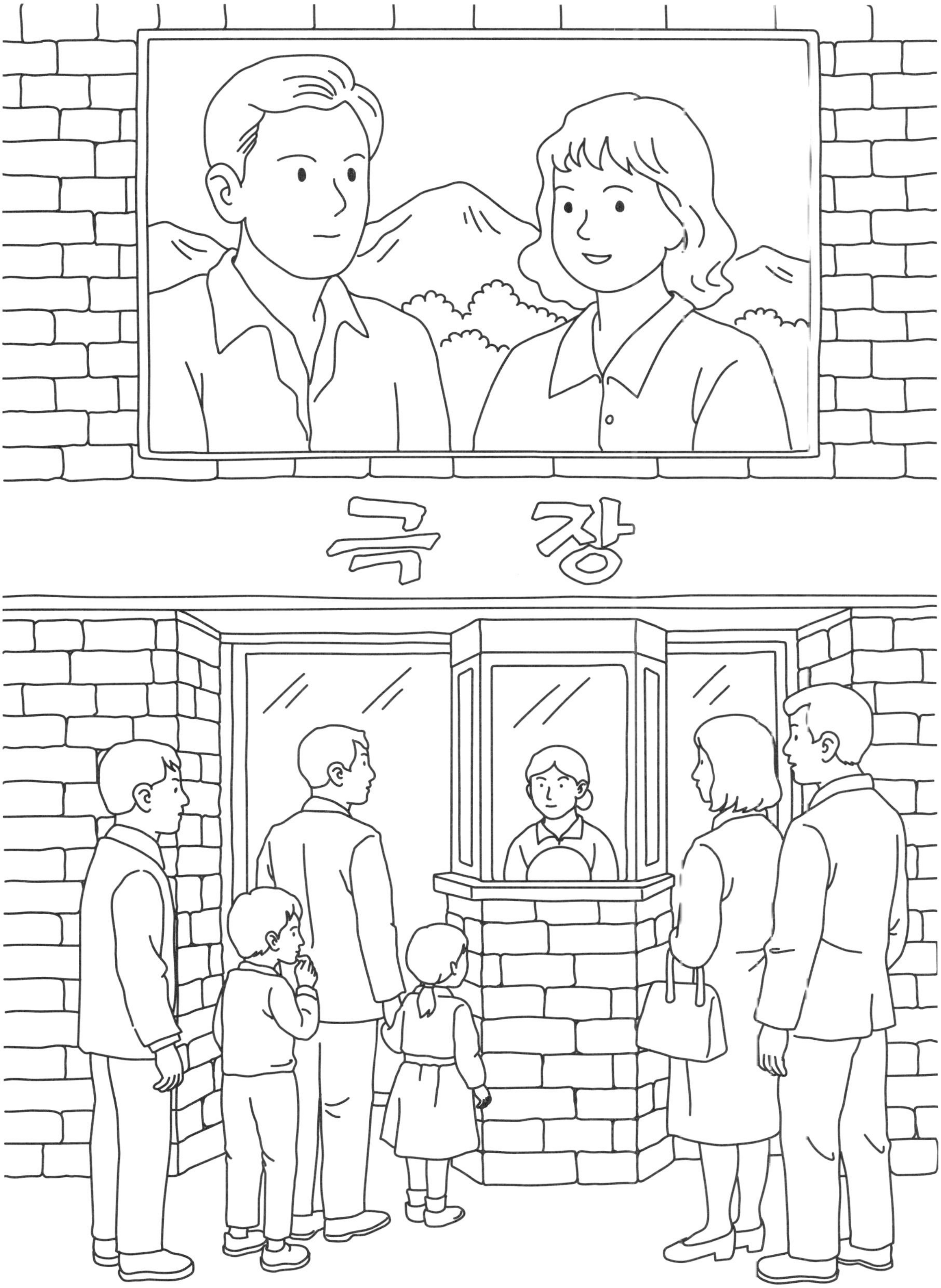
극 장

39 동네 이발소

돌아가는 삼색 기둥과 아버지의 추억

아버지를 따라간 이발소, 돌아가는 삼색 기둥이 눈에 띄었습니다.
면도 거품을 바른 아버지 얼굴을 조용히 바라보던 기억이 납니다.
가위 소리와 라디오 음악이 어우러진 그 풍경이 참 정겨웠습니다.
지금도 문득, 그때의 이발소가 그리워집니다.

- 나의 기억을 적어보세요 -

아버지와 함께 다닌 동네 이발소, 기억하시나요?
삼색 기둥이 돌아가던 그 이발소의 추억을 적어보세요.

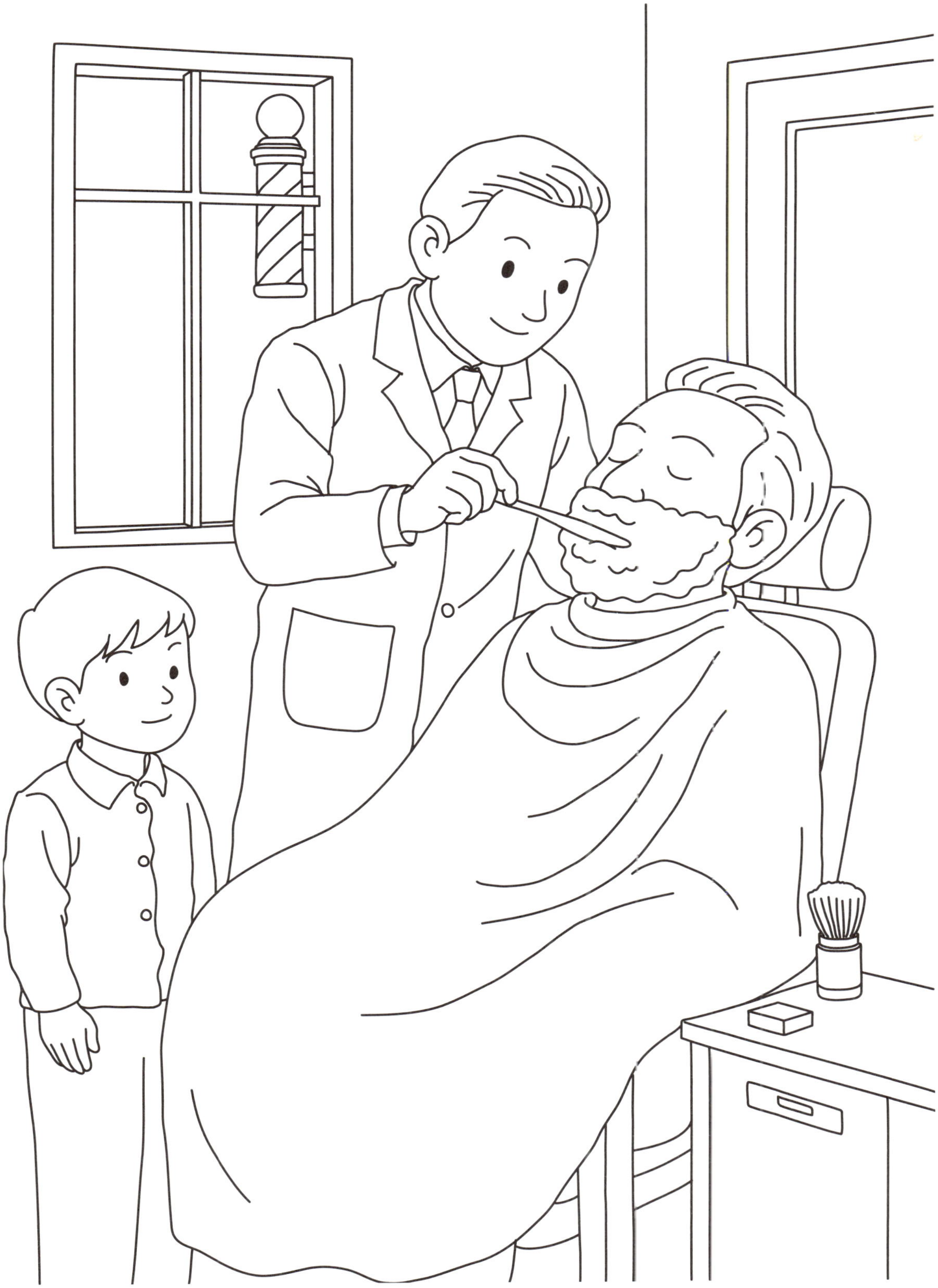

7장

자연과 계절

계절 따라 흐르던 우리들의 시간

40 봄 아카시아 꽃 따먹기

달콤한 꿀맛의 추억

봄이면 들길 따라 피어난 아카시아 꽃을 조심스레 따 먹었습니다.
하얀 꽃잎을 입에 넣으면 은은한 단맛이 퍼졌지요.
손끝에 묻던 꽃가루와 풀 내음도 아직 생생합니다.
그 달콤함은 봄날보다 더 순수했던 시절의 맛이었습니다.

- 나의 기억을 적어보세요 -

봄날, 아카시아 꽃을 따 먹던 기억 있으신가요?
그 시절 봄날엔 무엇을 하며 보냈는지 적어보세요.

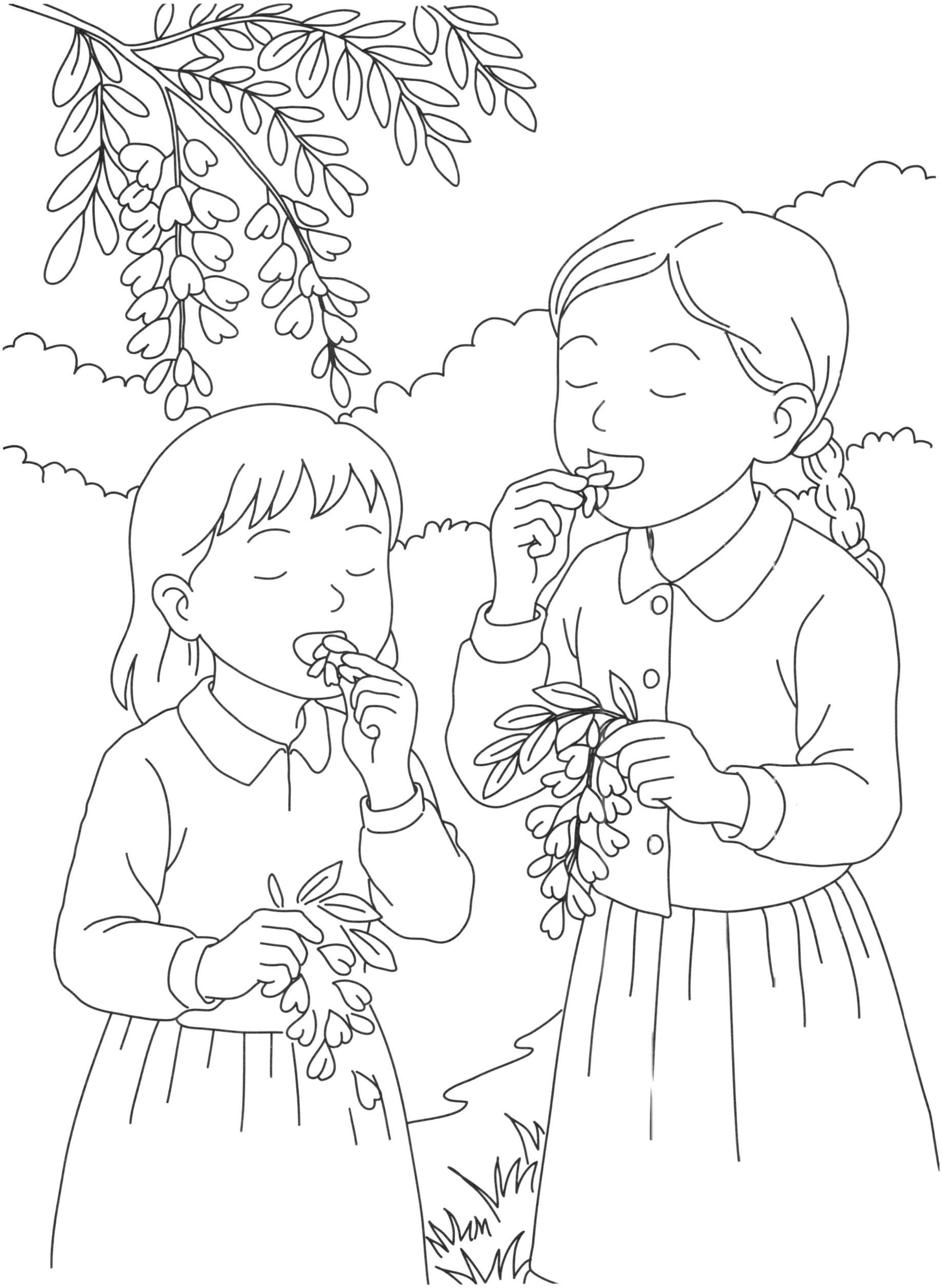

41 여름 봉숭아 꽃물

손톱 끝에 물든 분홍빛

여름이면 봉숭아 꽃잎을 찧어 손톱에 곱게 올려놓았습니다.
백반을 살짝 섞고 잎사귀로 싸매면 며칠 뒤 분홍빛이 번졌지요.
물든 손톱을 보며 첫사랑이 이루어지길 몰래 빌기도 했습니다.
그 손끝에 남은 색처럼, 그 여름도 오래도록 마음에 남아 있습니다.

- 나의 기억을 적어보세요 -

손톱에 물들이던 봉숭아 꽃물, 기억하시나요?
손톱에 물든 봉숭아 빛을 보며 빌었던 소원이나, 그 여름의 기억을 적어보세요.

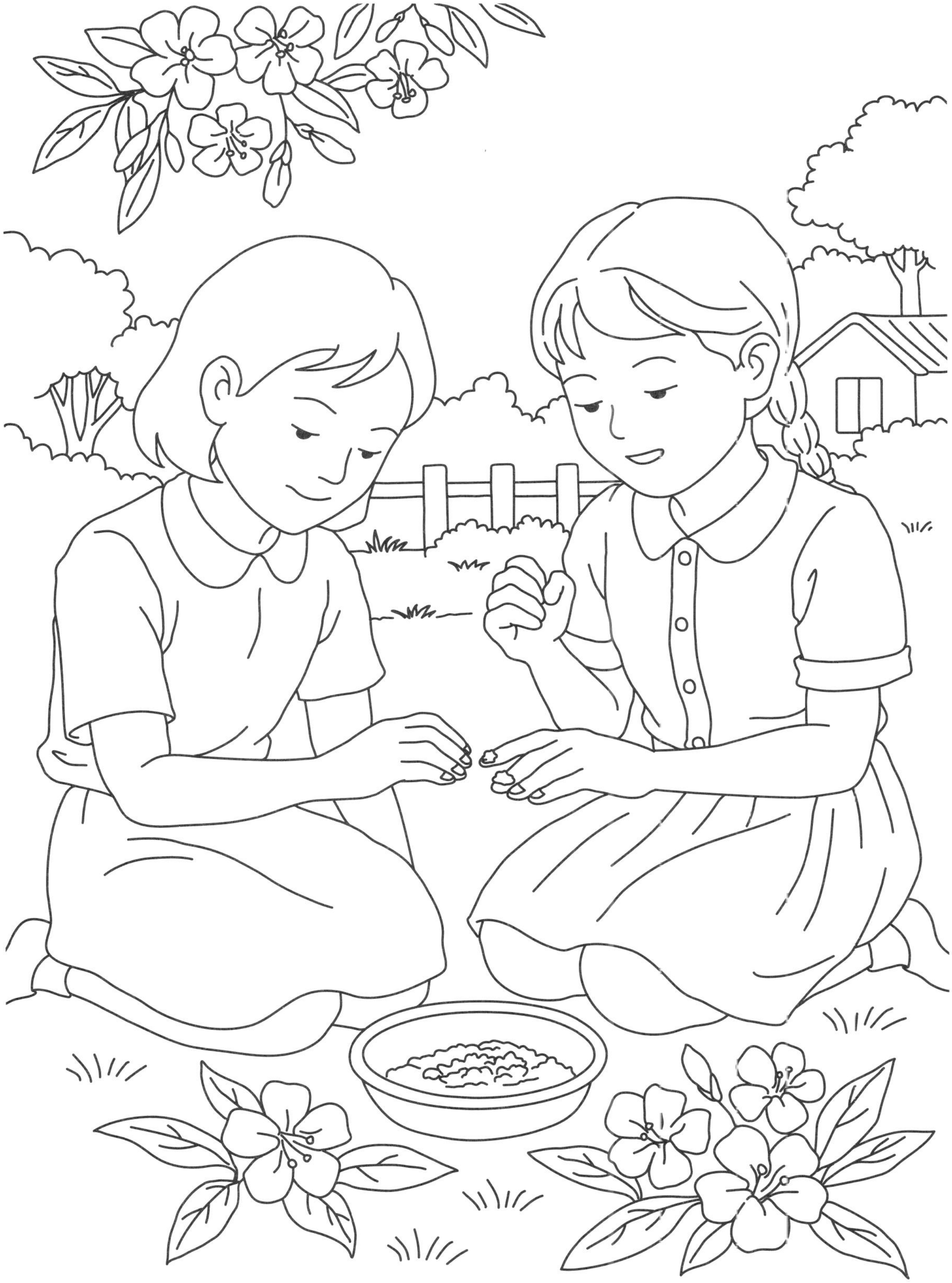

42 가을 감나무

주렁주렁 매달린 달콤한 기다림

마당 끝 감나무에는 어느새 주홍빛 감이 주렁주렁 매달렸습니다. 완전히 익을 때까지 참았다 따 먹는 그 기다림이 더 달콤했습니다. 장대로 툭툭 쳐서 떨어뜨리기도 하고, 몰래 따다 혼나기도 했지요. 감나무 아래에서 보낸 가을날이 아직도 선명하게 떠오릅니다.

- 나의 기억을 적어보세요 -

감나무 가지에 매달린 주홍빛, 기억나시나요?
감나무와 관련된 추억 중 잊히지 않는 일이 있다면 적어보세요.

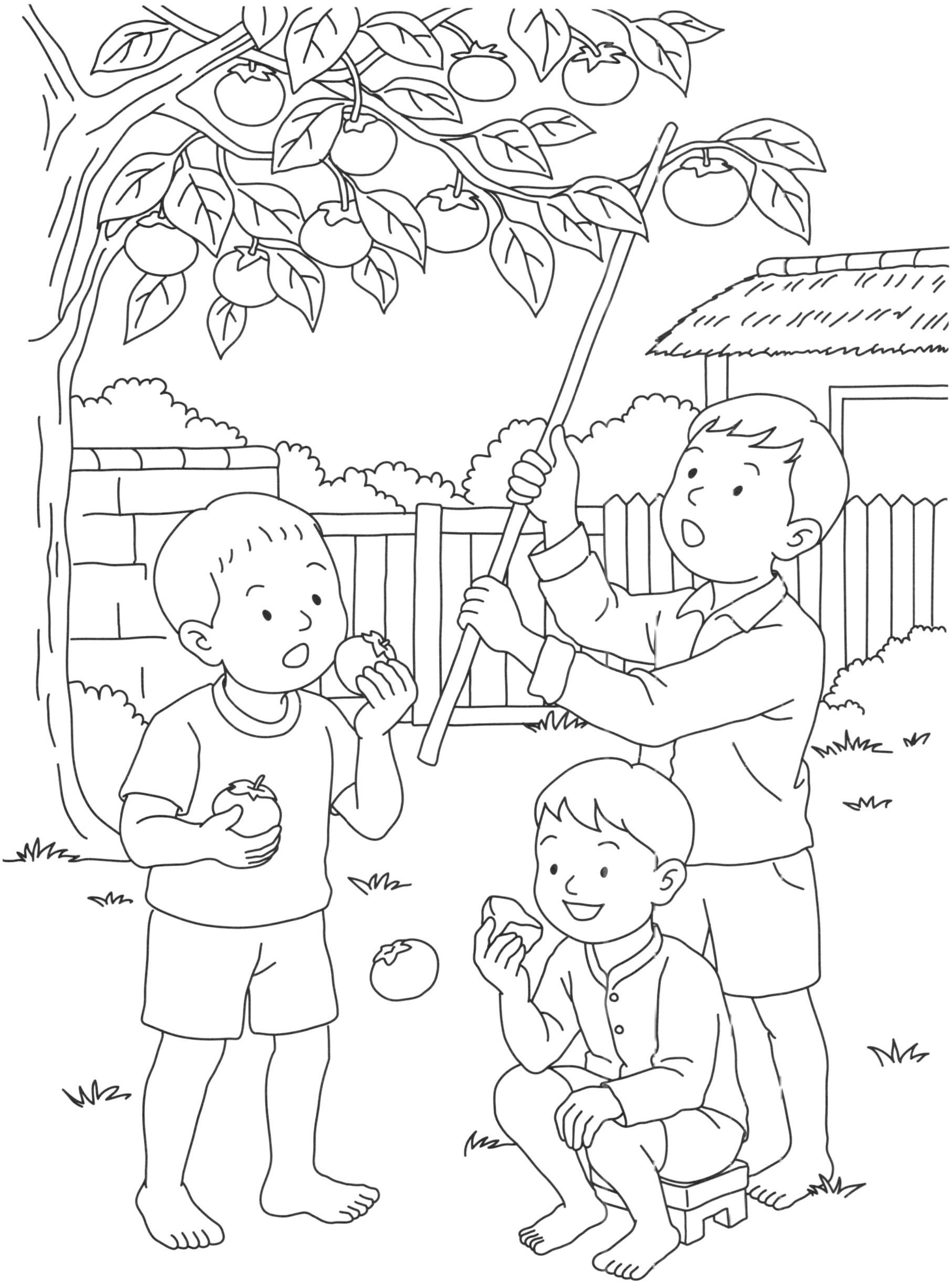

43 겨울 연날리기

하늘 높이 날리던 꿈과 바람

찬바람 부는 들판을 달리며 연줄을 길게 풀었습니다.
하늘 위로 높이 오르던 연을 보며 마음도 함께 날아오르는 듯했지요.
꼬리를 흔들며 바람을 타던 연에는 작지만 큰 꿈이 담겨 있었습니다.
겨울 하늘은 언제나 그 연을 품어주던 넉넉한 친구였습니다.

- 나의 기억을 적어보세요 -

겨울 하늘 높이 날리던 연, 기억하시나요?
바람을 읽으며 연을 날리던 그 순간, 떠오르는 기억이 있다면 적어보세요.

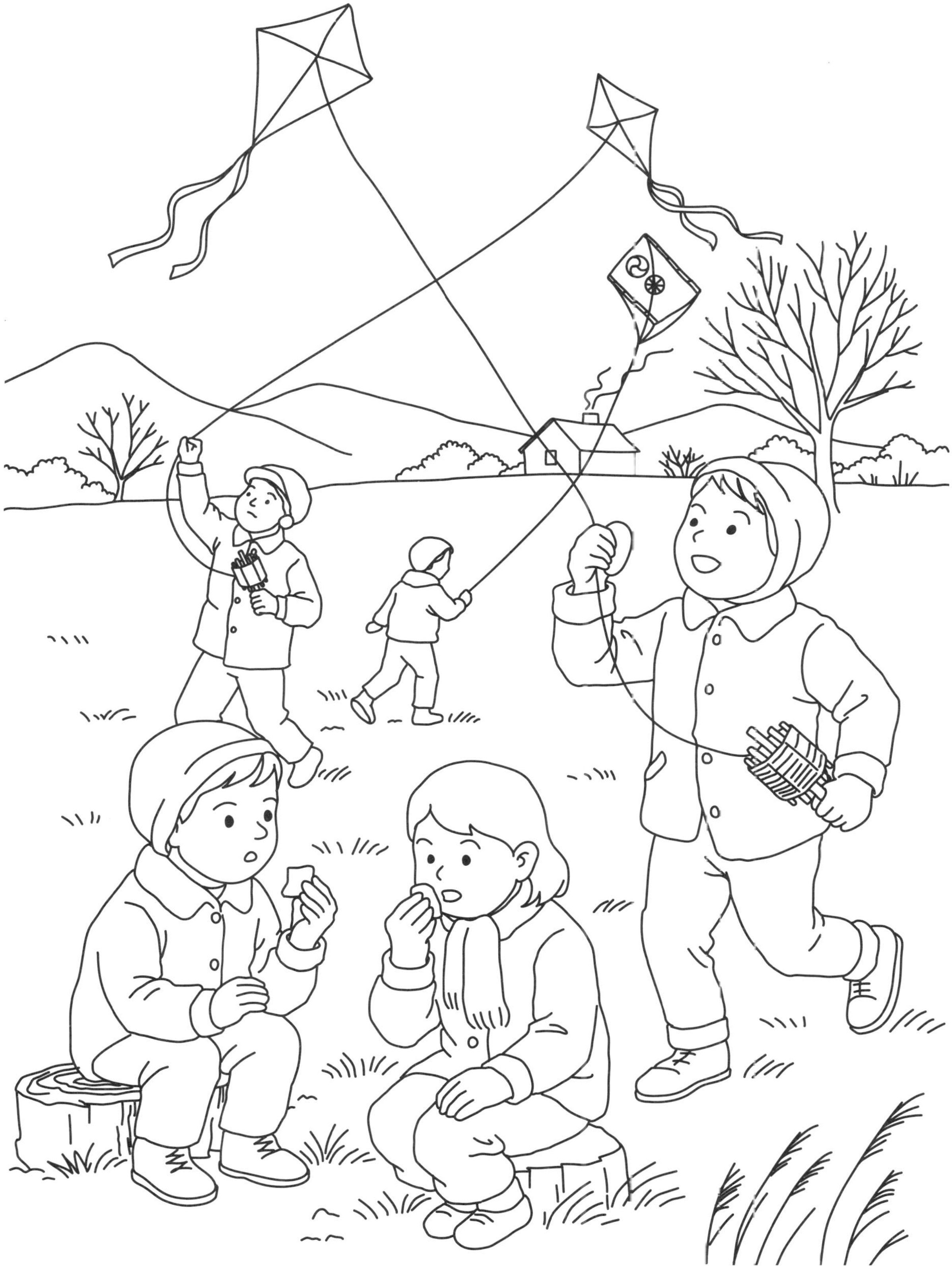

44 밭일 거든 날

소 따라 걷던 들판

이른 아침, 소 등을 쓰다듬으며 밭으로 향하던 길이 떠오릅니다.
짐을 옮기거나 물을 나르며 어른들 곁을 바쁘게 오가던 기억도 있지요.
발에 흙 묻히며 일손을 거들던 그날은 고단했지만 따뜻했습니다.
그날 들에서 불던 바람과 햇살이 지금도 눈앞에 펼쳐지는 듯합니다.

- 나의 기억을 적어보세요 -

밭일을 거들 던 아이 시절, 기억나시나요?
밭에서 일을 도울 때 가장 힘들었던 일이나 잊히지 않는 순간을 적어보세요.

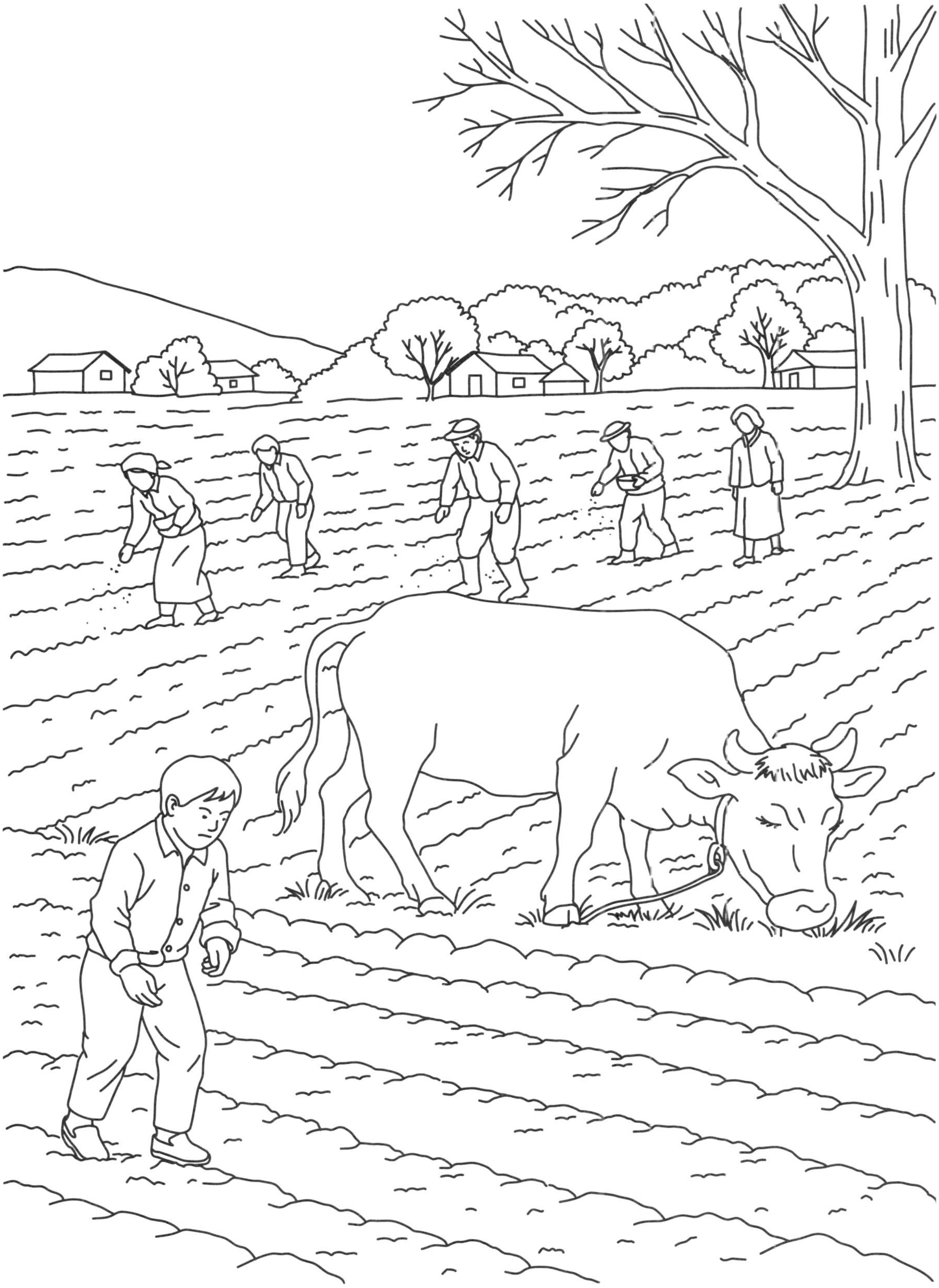

8장

새로운 시작
사랑과 시작, 나의 가족 이야기

45 미장원 파마

처음 해본 웨이브와 어른이 된 기분

하얀 가운을 두르고 거울 앞 의자에 앉았던 그날,
머리카락은 꼬불꼬불 말려 올라가고,
점점 달라지는 내 모습에 마음이 설렜지요.
조금은 낯설고 조금은 어른스러운 그 느낌.
거울 속에서 처음 보는 '조금 다른 나'를 마주하며
괜히 어깨가 으쓱했던 기억이 아직도 생생합니다.
그날 나는 '나만의 멋'이라는 걸 처음 배웠습니다.

- 나의 기억을 적어보세요 -

미장원에서 처음 파마한 날, 기억하시나요?
미장원에서의 첫 기억이나 잊지 못할 머리 모양에 대해 적어보세요.

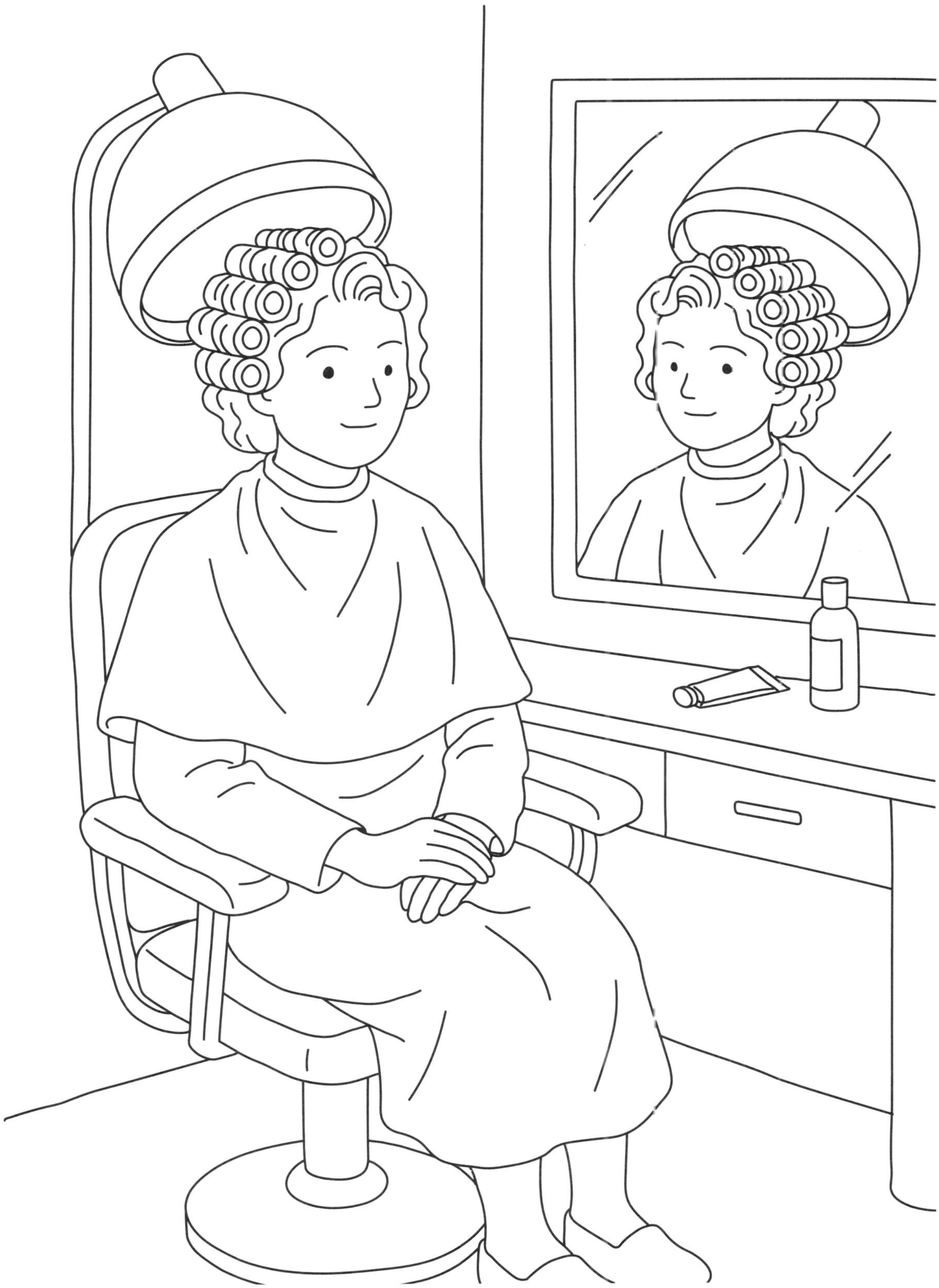

46 맞선 보던 날

설렘과 떨림이 함께했던 순간

낯선 사람 앞에 앉아 조심스레 찻잔을 들던 그날,
손끝이 유난히 떨렸습니다.
어색한 침묵과 짧은 대화 속에서도 무언가 따뜻한 느낌이 전해졌지요.
말은 많지 않았지만 진실한 눈빛이 오래도록 기억에 남았습니다.
그 만남이 평생의 인연이 될 줄은 그때는 몰랐습니다.

- 나의 기억을 적어보세요 -

맞선을 보신 적이 있으신가요?
그때의 떨림과 설렘, 그날의 기억을 적어보세요.

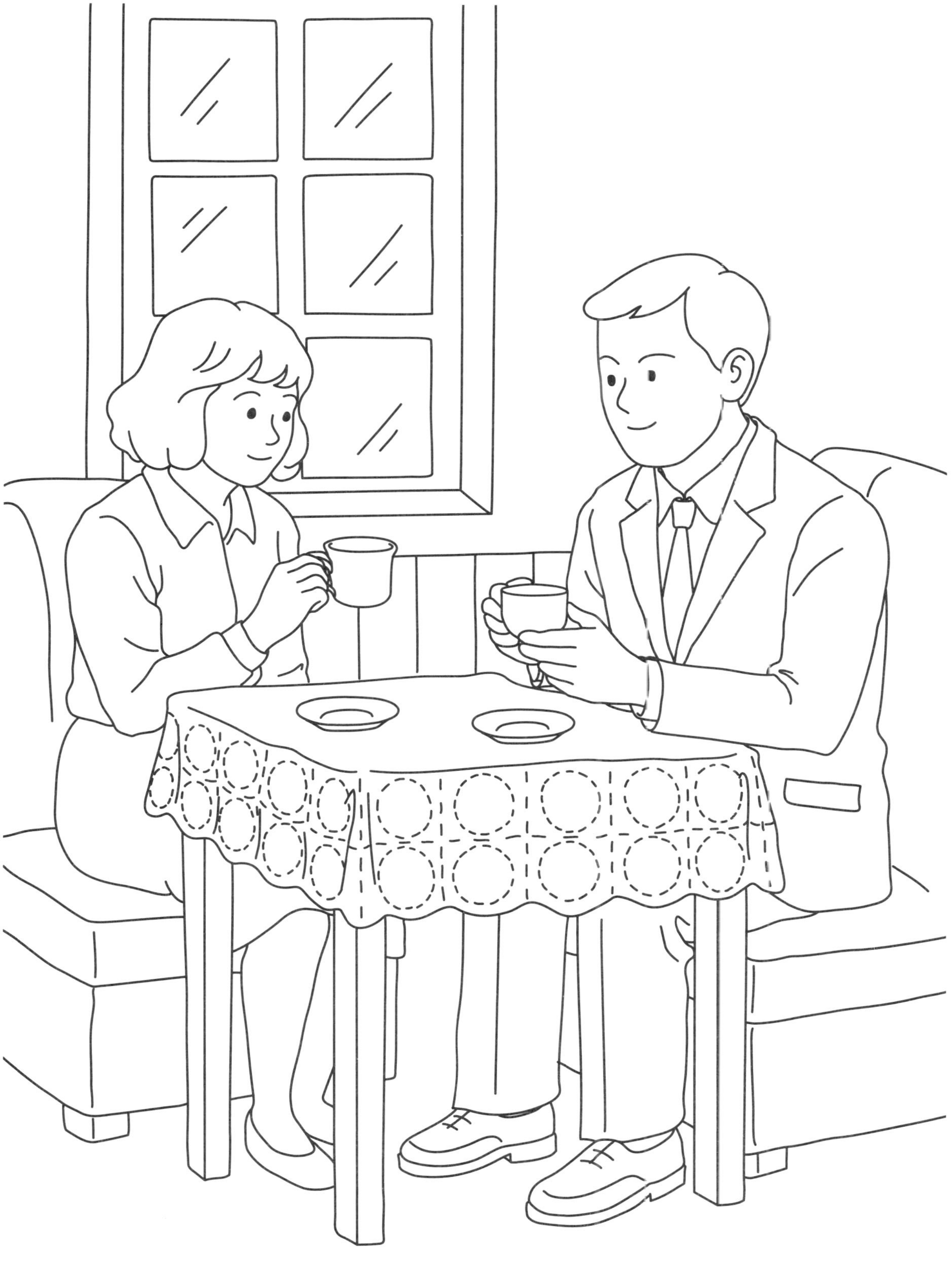

47 첫 데이트

조심스럽고 설레던 그 하루

서로 말은 적었지만 마음만은 분주했던 첫 만남의 기억.
조심스레 걷고, 조심스레 웃으며 한 걸음 한 걸음이 설렘이었습니다.
짧은 대화 속에도 서로의 마음이 조금씩 스며들었지요.
그날 주고받은 눈빛과 어색한 미소가 지금도 생생합니다.

- 나의 기억을 적어보세요 -

첫 데이트의 풍경이 기억나시나요?
함께 걷던 길, 마주 본 얼굴, 그날의 설렘을 적어보세요.

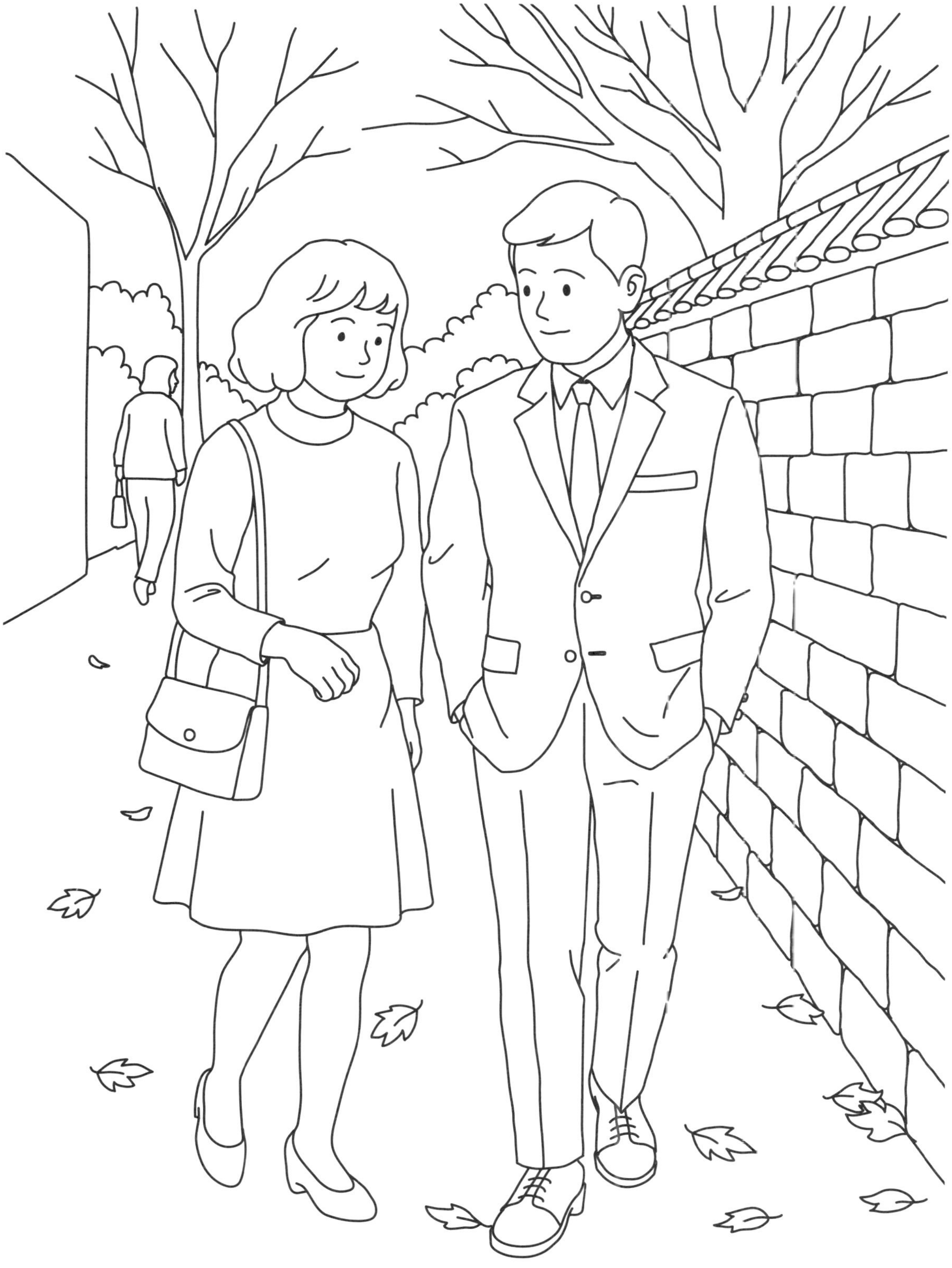

48 신랑 신부

나란히 선 순간, 함께 걸어갈 인생의 시작

많은 사람들 앞에 나란히 서 있는 것이 왜 그리 떨리던지요.
서로의 손을 꼭 잡고 한 걸음씩 조심스럽게 걸어 나갔습니다.
그 순간만큼은 세상이 조용해지고, 오직 둘만 남은 듯했지요.
그날 내디뎠던 조심스러운 걸음이 지금까지 이어져 왔습니다.

- 나의 기억을 적어보세요 -

신랑 신부의 모습으로 선 순간, 기억나시나요?
결혼식 날 가장 기억에 남는 순간이나 잊히지 않는 장면이 있다면 적어보세요.

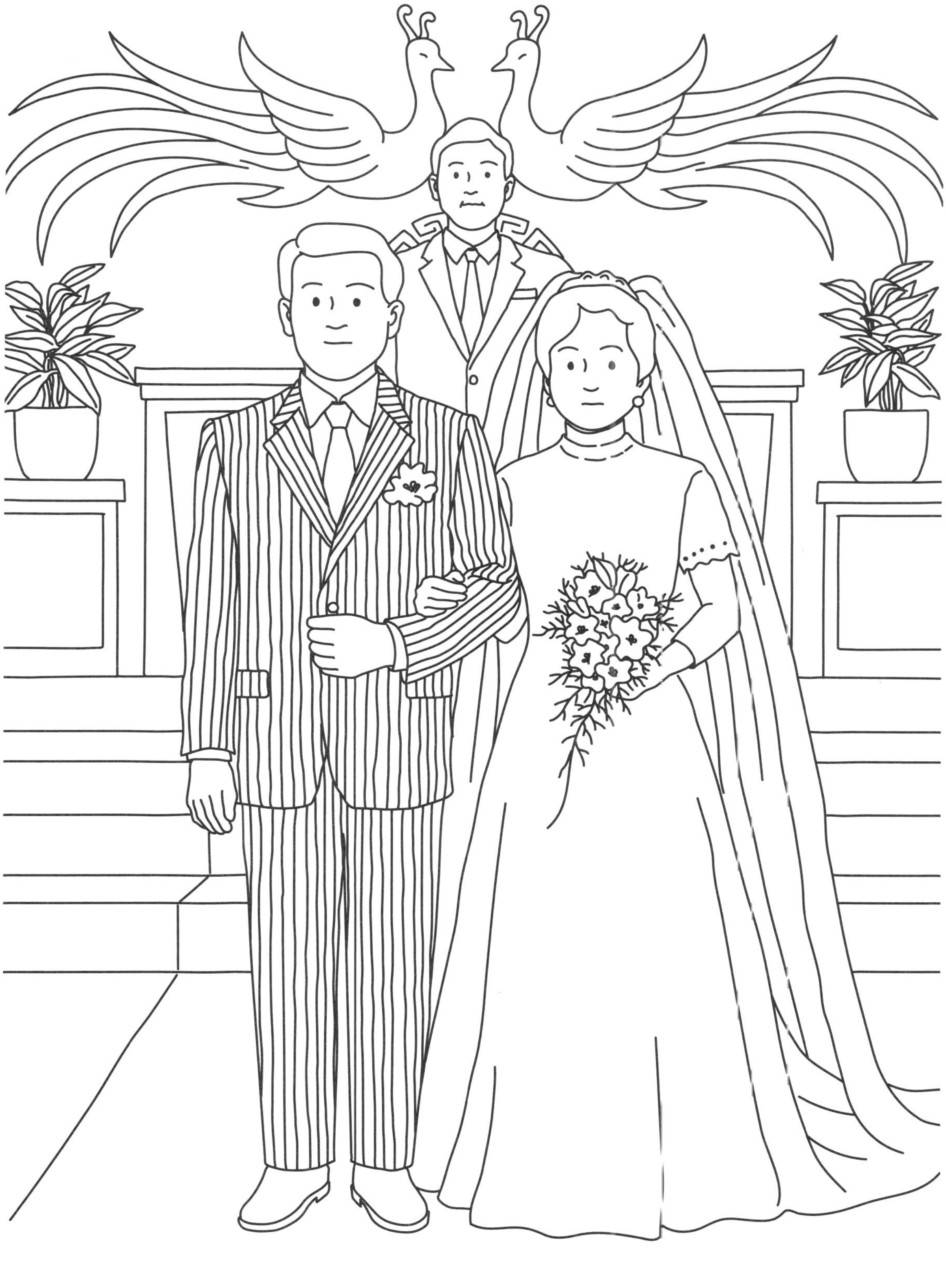

49 엄마와 재봉틀

페달 밟아 만든 새 옷

밤늦게까지 재봉틀 앞에 앉아
아이들 옷을 정성껏 만들던 시간들.
기성복이 비싸던 시절,
손수 만든 옷을 입고 환히 웃던 아이들의 얼굴.
엄마의 손끝에서 탄생한 그 옷들은
세상 무엇보다 소중한 선물이었습니다.

- 나의 기억을 적어보세요 -

재봉틀 밟던 그 시절, 기억하시나요?
손수 만들어준 옷 중 지금도 잊히지 않는 옷이나 그날의 기억이 있다면 적어보세요.

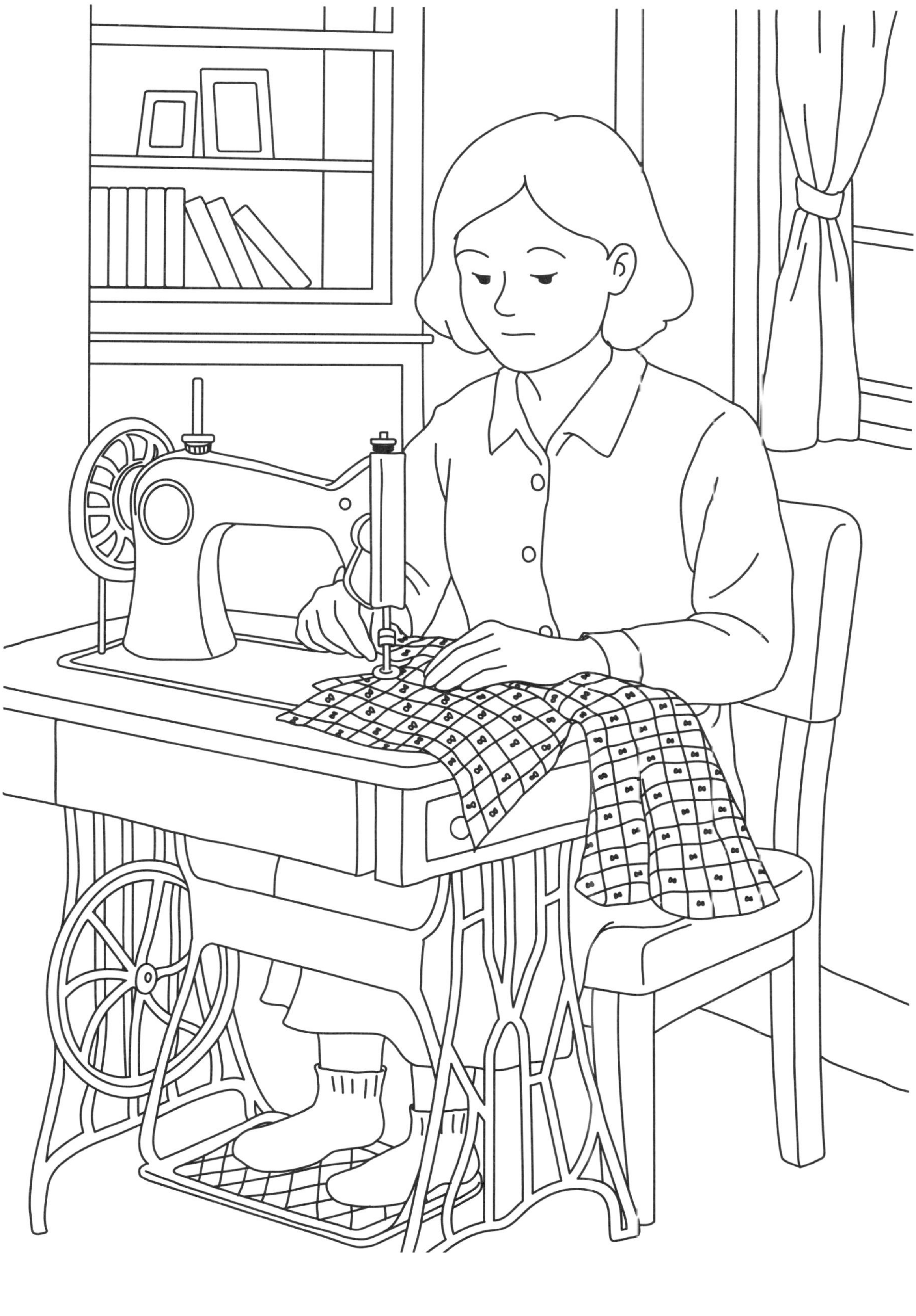

50 돌잔치

아기의 첫 번째 생일잔치

색동저고리를 입고 통통한 볼살을 자랑하던 아이가
돌상 앞에 앉아 작은 손을 내밀던 그 순간,
무엇을 잡을까 기대하며 웃던 모습이 지금도 선합니다.
밤낮없이 품에 안고 돌보며 보낸 지난 1년이
주마등처럼 스쳐가며 눈물이 핑 돌았지요.
그저 이렇게 건강하게 자라준 것만으로도
세상 누구보다 고마웠던, 내 인생에서 가장 특별한 하루였습니다.

- 나의 기억을 적어보세요 -

돌잔치 상 위에 놓인 아기의 손길, 기억나시나요?
아이를 1년 동안 키우며 가장 힘들었지만 잊지 못할 일이 있다면 적어보세요.

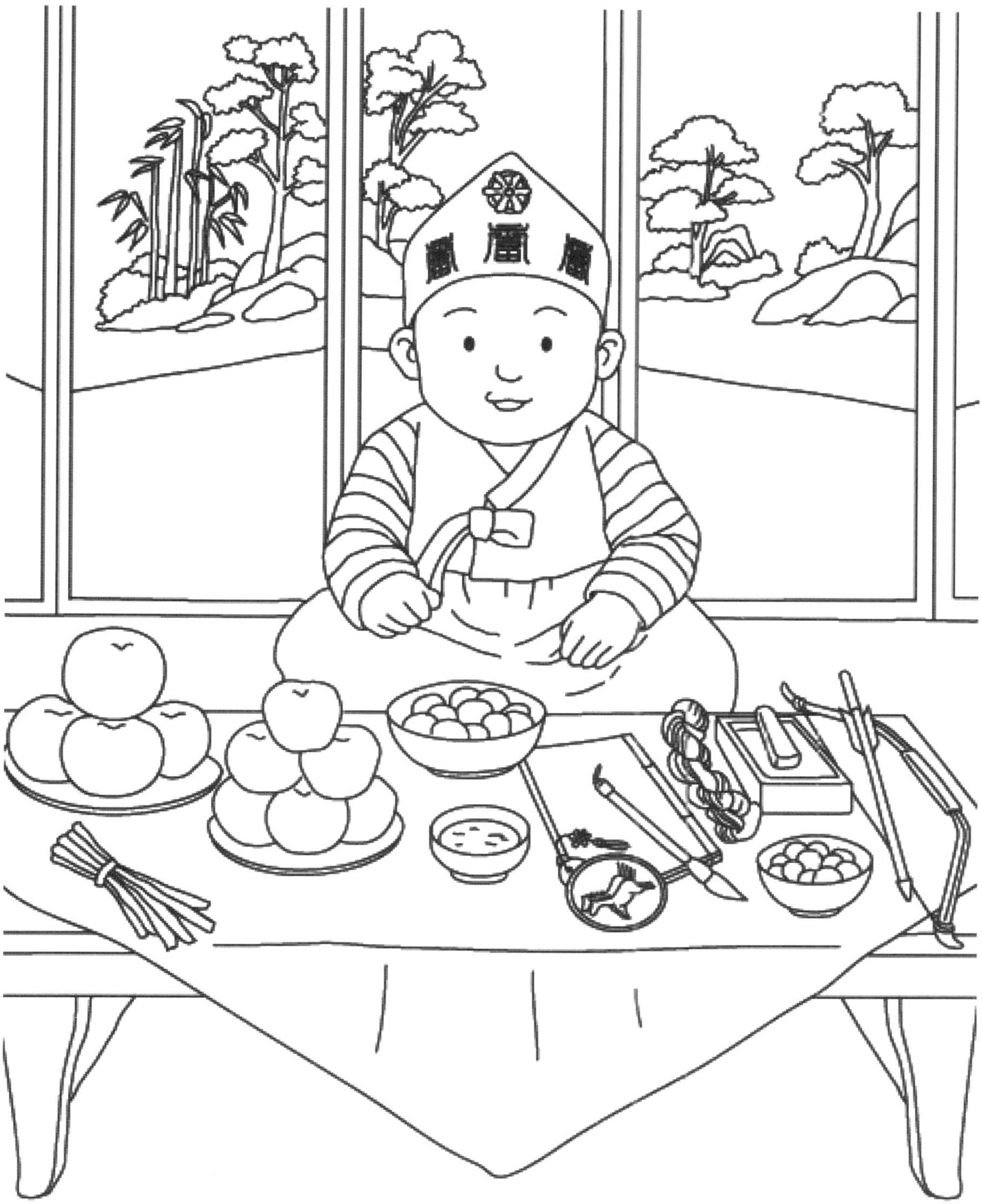

손끝에서, 잊고 지냈던

어린 날의 기억들이 하나둘 떠오르셨나요?

그 따뜻했던 순간들이

오랫동안 마음속에 머물기를 바랍니다.